山元式
新頭鍼療法の実践

医師・歯科医師・鍼灸師（医療従事者）のための

山元病院理事長
山元敏勝［監修］

健康増進クリニック副医院長　康祐堂鍼灸院院長
加藤直哉／冨田祥史［著］

YNSA

Yamamoto New Scalp Acupuncture

三和書籍

はじめに

ドイツ、アメリカ、ブラジルを始め、世界14カ国で医療として導入されていて日本人医師が半世紀に渡って開発した、中国式ではない独自の鍼治療があるのを皆さんはご存知でしょうか？　その治療効果の高さからハーバード大学医学部やドイツのケルン大学でも高く評価され、世界各国で10万人以上の医療従事者が実践していると言われている日本発の素晴らしい鍼治療、それが宮崎県の医師山元敏勝先生が開発された山元式新頭鍼療法ＹＮＳＡ（Yamamoto New Scalp Acupuncture）です。

ＹＮＳＡのユニークなところは身体のツボに刺すのではなく、中国式の頭皮鍼とも全く違う、山元先生が独自に発見された頭部の反射区に治療点を求めるところです。症状によって対応している治療点が決まっているので、東洋医学の診断や弁証論治などの中医学のトレーニングはあまり必要ありません（もちろん知っておいたほうが応用できるので良いのですが）。そして驚くべきことにＹＮＳＡはすべての痛み（肩、首、腰、膝などの整形外科疾患、頭痛や偏頭痛）、神経症状（しびれ、めまい、耳鳴り、不眠、更年期症状）、自律神経症状（パニック障害、統合失調症、うつ病）、などの疾患において、今までの鍼治療とは全く異なり、主に頭のツボを使うことで即効性のある治療効果をあげています。ＹＮＳＡは末梢神経や脊髄神経が原因で起きる痛みだけではなく脳が原因で起きる痛みにも優れた効果を発揮します。そしてＹＮＳＡが従来の鍼治療に比べて特に優れた効果を発揮するのが、従来の鍼灸治療や西洋医学での治療が難しいとされる、脳出血、脳梗塞、脊椎損傷、パーキンソン病など脳神経疾患、片麻痺、半身不随、しびれ、リウマチ、言語障害、めまい、耳鳴りなどの難治性疾患の治療です。半年間リハビリを重ねても全く動かなかった手足が、ＹＮＳＡの施術を受けた直後にそれまでとは全く違った動きを取り戻すことや、全く感覚の無かった手足の感覚がＹＮＳＡをした直後に戻ってくる、しびれの感覚がＹＮＳＡの鍼をした直後に改善するといったことも稀なことではないのです。

他にも、

立つこともできなかった腰の痛みが1回の治療で立てるようになる。

全く動かすことのできなかった指が4ヵ月のＹＮＳＡの治療で動かすことができるようになる。

脳梗塞で5年間全く動かすことのできなかった両手両足が動くようになる。

事故の後遺症で22年上がらなかった腕がスムーズに上がるようになる。

頸椎損傷で動かなかった手が動き出す。

脳出血の視野欠損が回復する。

数年苦しんでいた原因不明の頭痛がなくなる。

何年も悩んでいた耳鳴りが止まった。

リウマチで動かなかった手が動くようになる。

リウマチの痛みが薬を使わずに軽減される。

パーキンソン病の体の震えが止まる、減薬できる。

抑うつ状態が鍼を刺した瞬間に改善する。

ＹＮＳＡをした直後に目が明るくなる。

パニック障害が出なくなる。


これらはＹＮＳＡの効果のほんの一例にすぎませんが、長年苦しんでいた症状が一瞬で改善するという事を臨床で数多く経験します。もちろん残念ながらすべての患者さんに効果があるわけではありませんが、どこに行っても治らない症状が改善するので患者さんは大変喜ばれるのです。

そして驚くべきことにＹＮＳＡが最も効果を発揮するのが、脳梗塞、脳出血などの中枢神経系疾患です。慢性期と言われている患者さんにＹＮＳＡを施術すると、長年リハビリを続けていたにもかかわらず今まで全く反応の無かった手足が動き出す事があります。発症からあまり時間が経過していない回復期の患者さんの中には、目覚ましい回復を遂げられる方がいて、患者さんから大変喜ばれます。

維持期と言われリハビリしか主だった治療法がない、脳梗塞や脳出血などの中枢神経疾患の患者さんにとって、ＹＮＳＡは新たな選択肢になる可能性があるのではないでしょうか？

意外に思われるかもしれませんが、我が国においても頭皮鍼はその治療効果の高さから熱心に研究された形跡があります。

帝京大学医学部附属病院麻酔科の発表した「頸髄損傷による中枢性疼痛に対して頭皮鍼が奏効した一症例」では「頸髄損傷による上肢痛に対して頭皮鍼が行われた。患者は39歳、男性で転倒にて受傷し、救急搬送された時点で呼吸不全と上下肢の完全麻痺を認めた。全身状態安定後、両上肢の激烈な疼痛を訴え、麻薬、ステロイドなどの投与で除痛は全く見られなかった。高度な肝機能障害を認めていたため、これ以上の薬物治療は困難と判断し、頭皮鍼治療を行うこととなった。」「治療は、直径０・３ミリメートル（８番）、長さ３センチメートル（１寸）の鍼を両上肢の『運動野』及び『感覚野』に相当する部位の頭皮下に挿入し、受傷３週間後から頭皮鍼治療が開始され、１回目の治療から除痛効果が現れ、５週間に計11回施行したところ、疼痛は治療開始前の30パーセント程度となり、同時に上肢筋力の回復も認めた。他の治療は全く行われず、鍼治療による副作用はなかった。頭皮鍼治療は脊髄損傷による神経障害性疼痛に積極的に用いて良い治療と思われた」※（『慢性疼痛』ＶＯＬ.29、ＮＯ．１、２０１０、より引用。）この論文では治療前の感覚障害はＴｈ４（第4胸髄神経レベル）以下であったのが、頭皮鍼治療後はＴｈ８（第8胸髄神経）以下に改善しています。徒手筋力検査（ＭＭＴ）も治療前に上腕三頭筋０／５→治療後に３／５に改善、上腕二頭筋が１／５→治療後３／５に改善、と劇的に改善しています。脊髄損傷による上肢下肢の完全麻痺および麻薬もステロイドも効かない上肢の中枢性疼痛と、両側のＣ４〜Ｃ７領域のアロディニア（allodynia）が頭皮鍼治療のみで改善されたという症例であり、これだけ難治の症例が、頭皮鍼のみで改善したというのは驚くべきことではないでしょうか？

さらにもう一例を挙げましょう。世界の主要な医学系雑誌に掲載された論文の書誌情報を調べることができるデータベース〝PubMed〟を使ってＹＮＳＡ（Yamamoto New Scalp Acupuncture）を検索すると２０１８年現在、世界各国から9つの論文がヒットします。その中のハンガリーのUniversity of Pécs, Institute of Complementary and Alternative Medicine ペーチ大学代替医療研究所の「山元新頭鍼治療を用いた脳卒中患者のリハビリテーション：パイロットスタディ（Rehabilitation of stroke patients using Yamamoto New Scalp Acupuncture: a pilot study.)」では、バーセルインデックスと言うＡＤＬの評価尺度を使い脳梗塞の患者さんを2年間追跡調査した結果、従来のリハビリテーションで介入したグループに比べて、ＹＮＳＡで介入した患者さんは2割以上回復率が高かったと言う論文があるのです。

その他にも海外ではＹＮＳＡは脳神経疾患だけでなくあらゆる痛みや、救急医療に対する鍼灸治療の一つとして、医療系の大学や国立の代替医療の研究所で研究され大きな成果をあげているのです。この高い治療効果を海外の医師や医療関係者が放置しているはずがなく、ＹＮＳＡは医療としてドイツ、アメリカを始めとして世界14ヵ国で広く医療として導入され活用されています。現在では10万人を超える医師や医療従事者がＹＮＳＡを実践していると言われています。その流れを受けて山元先生は世界中から指導要請を受け、近年まで毎月各国に指導にあたられていたのです。世界各国で山元先生の指導を受けＹＮＳＡに精通した医師を中心に勉強会が開かれ、続々とＹＮＳＡを実践している医師が増えているのです。

宮崎では世界各国の医師や医療従事者からの要請を受けて、20年以上ＹＮＳＡのセミナーが行われています。アメリカやブラジル、ドイツ、イタリア、ヨーロッパ各国から、ハーバード大学やケルン大学など世界各国の医学部の教授クラスの先生が毎年40～50人、一週間の日程でわざわざ日本まで山元先生の手技を学びに来ています。中には20年近くＹＮＳＡを学び続けている海外の医師もいて、常に進化し続けているＹＮＳＡを定期的に学び続け、学んだ内容を世界各国に持ち帰り、講習会を開いてＹＮＳＡを広め、どんどん各国の医療の分野にＹＮＳＡを導入しているのです。このような治療法がＹＮＳＡの他にあるでしょうか。

世界では高い評価を受けているにも関わらず、日本でのＹＮＳＡの普及は近年まで思わしいものではありませんでした。医師会からは30年近く無視されていたそうです。また医師が開発した鍼治療と言うことで、日本の鍼灸師会からも講演依頼はほとんど無かったと言います。しかし、近年世界での高い評価を聞きつけた医師や鍼灸師のセミナー参加が相次ぐようになりセミナーの参加希望も増えてきました。山元先生もこれに応える形で、それまで英語のみで行われ医師限定としていたＹＮＳＡセミナーを鍼灸師の参加も可能とし、日本語のセミナーを開催するようになりました。そして宮崎の山元病院で山元先生のもとで3年間ＹＮＳＡの研鑽を積まれた唯一の医師加藤直哉先生（ＹＮＳＡ学会副会長）を中心として、加藤先生の指導を受け日本人鍼灸師として初めて宮崎ＹＮＳＡセミナーを修了した冨田鍼灸師（ＹＮＳＡ学会事務局長）やＹＮＳＡを深く学んだ先生方とともにＹＮＳＡのセミナーを広く開催するようになりました。その結果、医師であり創始者である山元先生を会長とするＹＮＳＡ学会は医師、歯科医師、獣医師、鍼灸師の会員が３００名を超えるようになり、年に一度日本においてＹＮＳＡ全国学術大会も開催されるようになりました。今この瞬間もこれらＹＮＳＡを熱心に学んだＹＮＳＡ学会の先生方によって、我が国において脳神経疾患や何処に行っても改善することのなかった患者さんが回復の瑞々しい喜びを実感されるようになりました。数多くの医師、歯科医師、獣医師、鍼灸師がＹＮＳＡを学ぶようになり、宮崎のＹＮＳＡセミナーやＹＮＳＡ学会に参加されＹＮＳＡの臨床や実技を学んだ先生方から、医療従事者に向けてＹＮＳＡの歴史や過去の山元先生の論文や実際の症例を含めたさらに内容を深めたＹＮＳＡの解説書が欲しいという声がありました、今回の本はその声に応える形で出版される事となりました。

２０１１年、ＹＮＳＡの初めての一般向け書籍として発刊された「慢性疼痛・脳神経疾患からの回復ＹＮＳＡ山元式新頭鍼療法入門」から7年が経過し、上腕診断点、Ｉソマトトープなどその間に新たに発見された診断、治療点を今回追記しました。また、今まであまり触れられることのなかった山元先生のＹＮＳＡの論文の解説や、ご要望の多かった難治性疾患の症例報告と実際に使った治療点などを追加してあります。さらに、痛みについての新しい医学的知見などを加え、前回からははるかに進化した内容となっています。

どうか、一人でも多くの治療家の皆さんに、読んでいただきたいと思っています。

山元先生や加藤先生が常々おっしゃるようにＹＮＳＡは魔法ではありません。脳神経疾患患者さんを、発症する前の元のように戻せるわけではないかもしれません。しかし行き場のなかったリハビリ難民の患者さんや今この場も痛みで困っている患者さんを助ける手立てになり、手の施しようがないと言われていた患者さんを来院される前よりは良くすることができる可能性がある素晴らしい治療法だと思います。

山元先生はどの講演会においてもご挨拶されるときに必ず「この鍼で困っている人を助けてあげてください」といった趣旨の事をお話しされます。師の教えの通り、この本が困っている方を助ける一助になることを心から願って止みません。

ＹＮＳＡ学会　事務局長
康祐堂鍼灸院
冨田祥史

山元式新頭鍼療法の実践／目次

V章　YNSA技術解説［治療点中級編］

2 十二脳神経・十二内臓点

Ⅵ章　YNSA技術解説［治療点上級編］

Ⅶ章　YNSA治療効果

Ⅰ章　YNSA（山元式新頭鍼療法）の歩み
誕生から世界での普及まで

1　中国式頭皮鍼の歴史とYNSA（山元式新頭鍼療法）の歩み

山元敏勝先生は1956年日本医科大学を卒業後アメリカで麻酔学を学び、その後ドイツにて産婦人科医を経験され、1966年に日本に帰国され宮崎県の日南市に山元病院を開院されました。

YNSAの始まりは山元病院での診察中に肢体不自由患者さんの頭のある一点（現在のC点あたり）を山元先生が触ったところ、動かないはずの手がわずかに動いた経験から、頭部の様々な治療点を研究されていました。山元先生も1973年以降、焦氏頭皮鍼を参考に数多くの追試を行ったのですが、中国の論文に記載されているほどの成果が挙げられることはあまり無く、独自の治療点を次々に開発されていきました。

この頃の鍼灸業界では1960年代に京都大学医学部生理学教室の中谷義雄先生が、ツボと皮膚通電抵抗の関係を研究し、それによって「良導点および反応良導点」を発見したことで鍼灸の科学化の気運が高まりました。皮膚の通電抵抗を測り特定の経穴の皮膚電気抵抗を計測し、特定の経穴を直流電気針で刺激することで経絡、経穴の存在を実証し、自律神経を調整する治療法「良導絡治療」を、医師、鍼灸師など多くの臨床家が中谷先生とともに研究していました。山元先生も医師で当時の最先端の鍼灸治療を行うものとして日本良導絡自律神経学会に所属していらっしゃったそうです。良導絡学会の先生達は当時の鍼灸の科学化に大きな役割を果たしており、山元先生もその流れの中で山元式新頭鍼療法や良導絡の研究結果を発表して精力的に活躍されています。

ところで、皆さんは中国の頭皮鍼療法にはどの位の歴史があるかご存知でしょうか？　意外なことに頭皮鍼の歴史は比較的浅く、１９５０年代～60年代に中医師達が西洋医学の脳の解剖生理のマップを元に鍼灸施術を行ったのが始まりとされています。１９７０年代には焦順発や方雲鵬などがそれぞれ頭皮鍼を発表し、林学倹や朱明清らも次々に独自の頭皮鍼を発表しています。特に朱明清が発表した朱氏頭皮鍼が日本の報道番組で取り上げられてから、我が国においても頭皮鍼の注目度が高まったことがあったようです。

特に１９７２年には日中国交正常化という歴史的な転換期があり、当時最先端の鍼灸治療であった鍼麻酔とともに中国式の頭皮鍼についても日本で紹介されました。当時の『医道の日本』を見ると鍼麻酔や中国式頭皮鍼治療について医師、鍼灸師が追試を盛んに行った形跡が見られます。麻酔科医で産科医でもある山元先生は頭皮鍼とともに、中国から伝わってきた鍼麻酔による手術にも興味を持ち、虫垂切除336例、出産31例、ヘルニア21例、糖尿病の下肢切断や帝王切開等々2000症例以上の手術を鍼麻酔で成功されました。鍼麻酔下での手術は

(1) 生理機能に変調を来さない
(2) 出血量が少ない
(3) 術後の鎮痛効果がある
(4) 術後の回復が早い
(5) 術中術後の安全性が高い

などの特徴があり、患者さんにも大変好評だったそうです。同じ頃に中国の頭皮鍼の紹介もあり、1973年には早くも焦氏頭皮鍼の翻訳が行われ、山元敏勝先生を始めとして、和田清吉先生、吉田一次先生、田中法一先生、小林実弥先生、浅見鉄男先生など、多くの医師、鍼灸師の先生方が全国で追試を行ったようです。

1970~80年代の日本の鍼灸論文を見ると様々な示唆に富む頭皮鍼の論文が多いことに驚かされます。一例として1976年には大阪

医科大学のペインクリニックが発表した「頭鍼療法の検討」（「自律神経雑誌」第24巻（１９７７））では、脳神経疾患患者に焦氏頭皮鍼を参考に治療を行ったが、中国の奏効率と比較して思ったほどの成果は得られていないという分析を発表しています。同時に中国の頭皮鍼が一分間に２００回の捻鍼を行ったのに対して、低周波通電を行ったことによる差異があるのでは無いか？　といった分析や、治療する場所を中国式頭皮鍼の治療区とは全く関係のない頭部に刺鍼するプラセボ頭針と、中国式頭皮鍼の治療点での治療の有効率を比較した結果、プラセボ頭皮針グループが16例中２例（12・５パーセント）の有効率だったのに対し、中国式頭皮鍼のグループは23例中14例が有効（60・９パーセント）で中国式頭皮鍼の治療区には確かな効果がある等の考察が述べられています。中国式頭皮鍼はプラセボやコントロール群に比べて、確かに効果があるが、その有効率は50～60パーセントというのが当時の医師や鍼灸師たちの概ねの感想だったようです。

山元先生も数多くの脳神経疾患患者さんに中国式の頭鍼療法を試されましたが、なかなか思ったようには良くならなかったそうです。当時の中国の論文は国内外の注目を集めるために著効率90パーセント以上といったおよそ臨床ではありえない数値を出していたのも関係していたのかもしれません。山元先生は実際に数多くの患者さんを治療していくと、中国式の頭皮鍼の場所とは全く違う場所で患者さんが改善するということを経験されました。そこで、山元先生は中国式の頭皮鍼ではなく、目の前の患者さんの反応から独自の治療点を試行錯誤の上開発されていき、日本独自の山元式新頭鍼療法ＹＮＳＡが誕生することになります。

2　山元式新頭鍼療法ＹＮＳＡの誕生

１９６６年頃から始まった頭を触ることで脳神経疾患患者さんの四肢麻痺や体の痛みを改善するという試みは、焦氏頭皮鍼などの追試を経て中国式の頭皮鍼が、あまり思ったほどの効果がなかったことから、独自の治療区を使った山元式新頭鍼療法ＹＮＳＡへと発展して行きます。中国で頭皮鍼の研究が盛んになったのが１９６０年代、焦氏頭皮鍼の翻訳が１９７３年頃ですから、ほぼ同時期に山元式新頭鍼療法ＹＮＳＡは開発されたことになります。治療点が重なるところもありますが、同じ場所でも適応が異なっている所が多いのがとても興味深いです。

１９７３年に大阪で行われた第25回日本自律神経良導絡鍼灸学会において、山元先生はそれまでの治療点でも特に効果の高かった治療点をＡＢＣＤＥ点として報告を行いました。中国式の頭皮鍼とは全く違う場所に鍼を刺すため、「新」頭鍼を名付けて山元式新頭鍼療法（Yamamoto New Scalp Acupuncture）として発表されたのです。

最初期のＹＮＳＡではＡＢＣＤＥ点の5点のみを多用されていたようです。１９７５年5月に山元先生が書かれた「頭針について」（「日本良導絡自律神経学会誌」）では

（1）頭部の疼痛：交通事故、打撲、頑固な慢性頸部痛。
（2）肩部の疼痛：肩こり、五十肩の疼痛を軽快させる。
（3）上腕と前腕の疼痛：腕の疼痛、しびれ、重だるい感じに用いる。
（4）腰、下肢部の疼痛：腰痛症、椎間板ヘルニア、変形性腰椎症、打撲。
多発性リウマチ性関節炎の腰痛や抗生物質殿部筋肉注射による大腿部疼痛で歩行不能な症例も著効。１本でも効果がある
（5）胸部：頑固な気管支喘息。

などの5つの治療点を発表されています。

そして１９７５年9月には「新しい頭針療法について」（『日本良導絡自律神経学会誌』ＶＯＬ．20、１９７５年）のなかで、前頭部の髪際を用いて外傷性、交通事故、打撲、骨折後の疼痛や関節炎による疼痛の除去について報告し、脳血管障害による片麻痺などに現在の基本点とほぼ同じＡＢＣＤＥ点を使用する事が発表されています。その後ＹＮＳＡでは数十年に渡り様々な治療点が発見されて行きますが、新しい治療点が発見されるまで山元先生は基本点のみの治療でも多くの患者さんに対応されていたようです。最初期に発見されたＡＢＣＤＥ点での治療の位置や疾患の適応が現在まで大きく変わることが無い事を考えると、とても完成度の高い治療点を当初より発見されていたのがわかります。

「新しい頭鍼療法について」ではAは頸部・後頭部、Bは肩・肩甲部、Cは上腕部、Dは腰＋下肢部、Eは胸腔部の疾患に対応しているとしていて

Ａ：正中線より1センチメートルの両側：頸部・後頭部

Ｂ：髪際の正中線より2センチメートルの眉の中点より交わった点：肩・肩甲部

Ｃ：眉の中心部より約１２０度の線と髪際に一致した点：上腕部

D：眉の末端より耳に平行に髪際に点をとり、その点より０・５センチメートルのところ：腰＋下肢部

E：眉の中点と髪際の中点にある：胸腔部

ここから現在の基本点とほぼ同じＡＢＣＤＥ点による治療が始まります。この時期には大阪の医師吉田一次先生や、当時の鍼灸学会の会長だった和田清吉先生も頭皮鍼について興味深い論文を発表されています。和田先生は「新しい鍼灸臨床入門」の中で前頭部を使った頭髪際刺鍼法を発表されています。「頭髪際刺鍼法とは、私が中国における中西医学総合の結果生まれた頭皮鍼療法を追試する中で、頭髪際縁に沿う一定の部位を切経し、圧痛・硬結・陥凹などの部位を求めたり、また良導点を求めて、一定の方向に横刺し、一定の刺激を与えると、それぞれの刺鍼部が身体の一定部位の疾患（特に痛み・しびれ・麻痺・関節障害・分泌異常・血管痙攣など急性・慢性の疾患）に対して治療効果があがることが多く、また、中枢性・末梢性ともに効果があることを認めた」（和田清吉著『新しい鍼灸臨床入門』和田臨床研究会　１９７７年3月）と述べられています。山元式新頭鍼療法ＹＮＳＡと和田清吉先生の頭髪際刺鍼法は同じ前額部を使っていますが、どちらも中国式の頭皮鍼とは場所や適応が違います。

このように１９７０年代後半には日本の医師や鍼灸師たちが盛んに頭皮鍼を研究されていた形跡が見られます。

１９７８年1月山元先生の「新しい頭針法のサーモカメラに依る効果判定について」（「日本良導絡自律神経学会雑誌」１９７８年）では、「前頭部にA点、頸部B点、肩部C点、肩甲関節、上腕部D点、腰並に下肢部E点、胸部などを運動麻痺と気管支喘息に用いている。経絡とは関係なく、経験上見出した。最近は前頭部にもっと細かく身体各部や各臓器と密接な関係をもった点を見つけることができた。腰痛症に対してD点に置鍼し、サーモカメラで腰部の撮影を行い、置鍼5分後に腰痛症患者の局所の皮膚温度の低下を認めた。それに反して脳血管障害患者の半身不随に対側のD点を使用したところ5分後には患部の皮膚温度の上昇を見た。そして、当初発見したＡＢＣＤＥ点にそれぞれ細かい身体各部や臓器との関係が見つかった」としています。数多くの頭皮鍼の臨床経験とともに頸部、上腕部などとしていた点のそれぞれに、手指や肩、腰や下肢など更に細かい適応があることに気づかれたのです。

続く１９８０年の「新しい頭鍼療法その後」においては「C点の付近に手の5指がありD点付近に下肢、膝関節、５足指などがあり、後方に胃、大腸、小腸などがあり、側頭部に東洋医学の陰陽の関係がある。

過剰刺激は効果を半減させることがあるので、出来るだけ少ない本数で良い治療効果を求めた方が良い」と述べられています。中国の頭皮鍼療法が治療区や帯状の治療点を大雑把に求め手技で刺激する方法を模索したのに対して、ＹＮＳＡでは頸椎、上腕部、胸椎、腰椎、下肢などの各治療点の適応を超人的な観察力でさらに細分化することで、より経穴の反応と適応を精細に探り、精度の高い治療が少数穴でできるように発展していきました。同年の「腹診」の論文では陰陽の表裏関係から肩や腰部の痛みを腹部の腎経で治療する方法について述べられています。肩こりの患者さんに対して中脘の外方1センチの場所に刺鍼する。同様に、腰痛患者さんに対しても同じように治療して効果が見られます。診断点と腹部を使った腰痛の治療についても言及しており、山元先生が頭部だけでなく腹部や身体の様々な治療点を精力的に探っていったのが伺えます。

１９８４年の「レーザー光線による治療」では【48歳女性】主婦で2日前より右肩甲関節周囲炎があり、上腕挙上運動制限があった。Ｃ点を20秒、距離2センチメートルで照射し、右手が治療前挙上できなかったのが、挙上１８０度出来るようになった。【56歳男性】農業で5日前より右肩甲関節周囲炎があり、上腕挙上運動制限があった。Ｃ点を20

秒、距離2センチメートルで照射し、右手が治療前挙上150度程度だったものが、挙上180度出来るようになった。【77歳男性】 3日前より急性腰痛のため来院し、前屈10度程度だったものが、D点に照射2秒後、前屈90度できるようになった。このような急性痛に対して頭皮鍼のポイントへのレーザー光線を使って治療された3例を発表されています。レーザー治療は鍼に恐怖心のある方には最適かと思われましたが、急性期の疼痛についてては非常に有効であるが、慢性の痛みに対しては時間をもっとかけて検討していく必要があると述べられています。

症例数を重ねることに、山元先生は患者さんの反応から新しい治療点や治療法を次々と模索し、発展させていったのです。

1990年には今までのYNSAの治療点を総括した「新しい頭針療法」(「日本良導絡自律神経学会雑誌」VOL.35) 論文が発表されています。

ABCDEの各点を基本点と定め、各ABCDE点の細分化した適応の他、坐骨神経痛に対応したF点、D点付近の側頭部に12の臓器に対応するY点が発見されています。「新しい頭針療法」では「YNSAの基本点の治療点は各疾患部位と関係のある前頭部基本点を圧迫すると患者は健側に比べて患側の圧痛が強く、またしばしば局所に硬結を触れることが多い。急性期のものでは圧迫後に局部に凹部を認めることが多い。前頭部に何らかの異常点を触れない場合は後頭部を試みるべき。」「電気探索機すなわち、ノイロメーター等でそれらの点を求めるのは、頭部は通電しやすいため治療点とそうでない部位の判別が困難である。」「尚これら治療では中枢に起因した疾患においては反対側、すなわち健側にある場合がほとんどであり、それとは反対に末梢に原因のある疾患においては大体が同側すなわち患側にその治療点を求めることができる点に留意すべきである」など10数年に渡る頭鍼療法の臨床の留意点について考察されています。またＹＮＳＡの左右の治療側の重要性や経穴の反応、電気抵抗の探索ではツボが正確に取穴できないという、取穴の仕方のコツについても述べられています。

特にY点は12経絡と深い関係があり、腹診についても古典的な腹診を細分化し、基本点やY点と密接な関係を相互に保っているとしています。つまり腹診や首診でそれぞれの臓器や頸椎の、経絡の所見を求めその所見に従ってＹＮＳＡ点を選んで刺鍼すれば同時に腹部の所見も消失し、症状が軽快するか、消失するといった現在のＹＮＳＡの診断→治療→再度診断の流れが確立されたのです。この論文では「たとえば腹診で胃点に異常所見があれば、患者の訴える症状はどうであれ、

ＹＮＳＡの胃点に刺鍼する事で腹部の所見は消失し、同時に患者の症状も軽快する。」と述べられています。「東洋医学的な診断基準を立てて治療すれば、多数の鍼を刺すことによって患者に苦痛を与えることもなく、少数の鍼で最大の効果が得られ、またその治療方法が正しかったかどうかを確かめることが可能になります。それにはＹＮＳＡ点を刺鍼して再度腹診をすることで確かめられるからです。またしばしば腹診では不都合もあるので、首部にも腹部と全く同じ診断点があることを１９８７年に発見し、この方法を首診（Neck Diagnostic）と名付けた。」「これらの診断点は両側にあり狭い領域であるためそれに慣れるまでは困難かもしれないが首診にはそれなりの特徴があり、短時間で簡単にできること、さらに腹診より首診は敏感に所見が現れていて、これらの点も経絡と深い関係がある」。との研究結果を発表されています。つまり首診や腹診などの診断点の発見によって現在刺鍼している経穴が適切な効果を表しているのか、もしくは治療点を刺鍼できているのかが明確に判断できるようになったのです。この診断点と治療点の関係の発見は中国式の頭皮鍼には無いＹＮＳＡの大きな特徴です。

また、「首部の肺点に所見すなわち圧痛または硬結があればＹＮＳＡ点の側頭部にある肺点に鍼を刺入することで首診の所見は即座に消失し、同時に症状も軽快または消失する。このように的確に少数の針で目的が達せられることが1歩でも現代医学に近づけるものと期待される。またこれら腹診または首診にて何らかの所見もない場合にはYNSAの基礎点を選べば良いのであり、また頭部の針を恐れる人にはまず腹診か首診で所見を求めてから古典のそれぞれの経絡上にある経穴に置鍼することで目的は充分に叶えられると思う」と述べられております。例えば経絡の異常を良導絡では電気抵抗の差によって求めますが、山元先生は膨大な患者さんの反応を丁寧に探ることで首部や腹部にある診断点を発見し治療点と一つ一つ結びつけ、経絡の異常を筋肉の硬結や反応で診断するシステムを一人で完成されたのです。山元先生の観察眼の鋭さには、ただただ驚嘆するばかりです。

この論文の中では8年前に両上下肢完全麻痺となり全く寝たきりの状態であったドイツの患者さんの頭部のD点付近に強い圧痛を認めてYNSAを実施した結果、即座に下肢の軽い運動機能の回復が見られたとしています。その後本人の強い要望によって日本へ入院したドイツの患者の症例が出てきます。「腹診にて肝、腎、胃、大腸の硬結がありそれらのYNSA治療点に2年間治療を行った結果、1人で歩行するまでには回復しなかったが、自身で立てるようになるまで回復し、そして明らかに上下肢機能の回復を見た。ＭＲＩ上の所見は全く変わらないが、脳梗塞の所見は全く不変であるにもかかわらず運動機能の回復を見た事は、残された1部の神経が針治療によって回復されたのではないか」としています。「55歳の脳血管障害患者で朝起きようとして左半身が動かないことに家族が気づき、意識混濁、左側に病的反射の亢進が認められた。そして、同日入院し、毎日健側のＣ点とＤ点に２時間置鍼、７日目より手指の運動が回復して、10日目より下肢を軽く動かせるようになり、21日目より1人で歩行できるまで回復した例や85歳の女性で５日前より突然臀部の激痛が生じ、歩行体動障害強度でＭＲＩにてＴｈ12・L1～L3まで圧迫骨折があった難治性腰痛患者に対して、首診にて左の腎臓に痛みと硬結を認めたのでＹＮＳＡの腎に鍼を置鍼直後に痛みが軽快し、体動並びに歩行が可能な状態となった」など難治性の疼痛・腰痛症例について連続で刺鍼して回復された例についても述べられています。

また、
「全体の治療効果について、Ａ＋Ｂ点で３５０名中81・５パーセントの著効あり、

Ｃ点で３８０名で75・２パーセント
Ｄ点で５５０名で66・７パーセント
Ｅ点で１５０名中56・１パーセントの著効例であった。

また半身不随には１人で歩行可能な状態を持って著効としたＣＤ点の治療では53名中著効例は56・５パーセント。その中には慢性期症例がかなり含まれていたが、発症後１週間以内で頭鍼を行った患者さんに限れば著効例が75パーセントにも及んだ」「脳血管障害の発症からできるだけ早い時期に治療したほうが著効例が多い」との考察を示しています。

結語として、「前頭部に存在する経穴すなわちＹＮＳＡではすべての疼痛疾患、運動麻痺、パーキンソン症候群、めまい、不眠、アレルギー性疾患等に対して有効であり、腹診や首診によってその診断法も確立された。」としてＹＮＳＡのマイクロシステムの完成を述べられています。

つまりＹＮＳＡには

１　手軽く治療できる
２　即効性がある
３　刺鍼点が少なくても治療効果がある
４　副作用が殆ど無い

の4つの特徴があり、

また短所として

「1　頭部のため患者が恐怖心を持つ

2　他の部位と比較して刺鍼時の痛みが強い」

を挙げられており、当初より少数穴での治療や即効性についての記述があります。従来から治療されていた体幹部のツボではなく、筋紡錘の密度の高い頭部に注目し、膨大な臨床例から独自の治療法をたった一人で構築された山元先生はまさに天才と言えるかもしれません。

3　山元式新頭鍼療法ＹＮＳＡの普及について

このように臨床の素晴らしい効果とは対照的に日本におけるＹＮＳＡの普及は決して順調なものではありませんでした。素晴らしい治療効果のある鍼を使う医師ということで、多くの患者さんには支持されていましたが、保守的な日本の医療業界ではなかなか普及が進まなかったそうです。しかし、今まで全く動かなかった手足が立ちどころに動くようになる奇跡のような治療効果をみた海外の医師達は、その医療効果の高さと、明確な治療手順から当然のようにＹＮＳＡをぜひ学びたいという意思を見せました。講演依頼が後を絶たず長年のあいだ山元先生は毎月一回は海外で講演し、実技指導にあたられていました。ではなぜ世界の多くの国々でＹＮＳＡは医療として認められていったのでしょうか。

それは海外の国には西洋医学でなくても治療効果が高い効果があると認められた治療法は積極的にどんどん医療の中に取り入れていく体質があるからです。医療大国であるドイツ、アメリカをはじめ海外の国々では代替医療の研究が盛んに行われています。海外の多くの国は医学の種類に関係なく、効果が高いと認められた治療法には国として研究の予算をつけて、取り入れていきます。

ＹＮＳＡは効果の高い治療法として、世界中で非常に注目され大きな反響を呼んできました。世界各国に山元先生は招かれ講演会には５００名や６００名が集まることも珍しくないほどだったそうです。２０１０年に行われたブラジル YNSA 世界大会では千人以上の医師や医学生が集まり、会場には入り切れない多くの先生で立ち見が出たそうです。半信半疑だった医師たちも目の前で山元先生の治療の実技指導を見ると、その高い効果に一様に驚き熱心に学ぼうとされました。もちろん即座に全ての人に受け入れられたわけではなく、たくさんの聴衆の中にはＹＮＳＡの効果について半信半疑の方もいました。しかし実技で腰に痛みがあって歩けない人がすぐに歩けるようになったり、パーキンソン病の手足の震えがその場で収まる光景を目の前にすると、その顔はみるみる変わっていきました。現在ではドイツ、ブラジルを中心に、アメリカ、オーストラリア、イタリア、スペイン、オーストリア、スイス、ハンガリー、ルーマニア、フランス、ポーランド、イスラエル、ギリシャを始めとする多くの国々の医療に保険適用の可能な医療として世界中の病院に取り入れられています。ＹＮＳＡは今現在も日本発の鍼治療として世界中に広がっているのです。

近年、日本においてもＹＮＳＡを臨床で使う医師、歯科医師、獣医師、鍼灸師が中心となってＹＮＳＡ学会が発足しました。現在、ＹＮＳＡ学会は３００人以上の医療従事者が所属し、年に一回ＹＮＳＡ学会全国大会が開催され、ＹＮＳＡの新しい研究の成果を発表しあうことで、さらなる研鑽に励んでいます。日本においてもＹＮＳＡは、少しずつですがしかし確実に治療できる医療従事者が増えているのです。

また山元先生は日本だけでなく海外でも精力的に講演活動を行い、研究発表されていらっしゃいます。これにはアメリカ、ドイツで医師としてのキャリアをスタートさせて、海外に人脈があったことや奥様がドイツ出身のためドイツに繋がりがあったことなどが関係しているのかもしれません。このように世界各国で注目され今この瞬間も普及している鍼灸療法、それがＹＮＳＡなのです。

４　世界の山元式新頭鍼療法ＹＮＳＡ

ブラジルやドイツでは中枢神経疾患で全く動かなかった手足がＹＮＳＡを施術するとその場で動くようになるので「ぜひその技術を学びたい」という反応が多かったようです。ＹＮＳＡの最大の特徴として診断点を使って診断し、対応している治療点を治療して再度の診断し、診断点が変化していれば治療は成功という明確なルールがあり、誰が行っても同じ様に治療できるという非常に優れた診断と治療のマイクロシステムがあります。東洋医学や、陰陽五行説、臓腑学説などの概念を知らなくてもＹＮＳＡの診断システムに従って治療すれば、誰でも同じように治療効果を上げることができるのです。このシンプルなシステムが世界に受け入れられた原因の1つだと思います。つまり、再現性があり、人に教えやすくかつ学びやすい、そして何より治療効果が高いといった特徴が世界中の医療従事者に受け入れられ、あっという間に世界に普及していったのです。山元先生によると十万人の医療従事者が世界でこの治療法を使って治療しているそうです。

それでは、世界のＹＮＳＡについて、いくつか具体的な国を見てみましょう。

　ブラジルは現在世界で最もＹＮＳＡが盛んな国です。なぜならブラジルではＹＮＳＡは唯一の鍼治療であり、医師は医療保険でＹＮＳＡの治療を行うことができるからです。

なぜブラジルでＹＮＳＡが盛んなのでしょうか。実はブラジルの大統領（ルラ元大統領）がＹＮＳＡによって手術を回避できたという経験があるからです。

　ルラ元大統領が初当選の年、選挙運動による握手や手を振るなどの精力的な選挙活動の結果、腕が全く上がらなくなったそうです。もちろん大統領は西洋医学の様々な病院を受診したのですが、どの病院でも手術しか無いと診断されたそうです。しかし、政治家にとって健康問題はタブーです。大統領が当選後すぐ入院手術となると大きなマイナスイメージをもたれるのは免れません。また大統領として多忙なスケジュールをこなす中、入院して治療に当てられる時間が確保できませんでした。そこで手術をしなくても良い方法は無いかと方々探した結果、当時ＹＮＳＡを行っていたブラジル人医師が指名され、ＹＮＳＡのみで大統領の上がらなかった腕を立ちどころに治したという事があったのです。これに感動した大統領はＹＮＳＡを大統領令で国の医療として認めました。その後、サンパウロにYamamoto Clinicという病院が国の援助により無償で設立され、現在も貧しい人たちのために無料でＹＮＳＡの治療を行う施設となっています。そして意外なことに、この大統領の決断はブラジルに大きな恩恵をもたらしました。ブラジルのある地方でＹＮＳＡを大々的に医療として導入したところＹＮＳＡの普及に伴い、わずか8ヵ月でその地域の医療費が12・5パーセントも削減されたことがわかったのです。ＹＮＳＡを導入したことで病院の鎮痛剤の使用量が劇的に減少したそうです。結果、山元先生は医療費を削減した功績が認められブラジル政府より勲章を受けていらっしゃいます。

この出来事は現在医療費の高騰が問題になっているわが国において

も大いに見習うべきところがあるのではないでしょうか。現在ブラジル全土でＹＮＳＡは非常に有名な治療になっています。ブラジルでは医療費抑制の切り札としてブラジル全域にＹＮＳＡを普及させる努力がなされています。またその素晴らしい臨床効果のためにＹＮＳＡを医師のみの扱える医療技術としようとする動きもあったほどだそうです。国をあげてＹＮＳＡの普及に取り組んでいるブラジルですから、ＹＮＳＡを学ぼうとする国家的な情熱が非常に強く２００７年以降毎年のように山元先生はブラジルの医師会から招待され、数日間にわたり講演と実技指導を行っています。その参加者は毎年増え続け２０１０年のＹＮＳＡ世界大会にはブラジルの医師だけでなく、世界各国から１０００人以上の医師、鍼灸師、医療従事者が集まり、講演会場に入り切れなかったり立ち見で見学した先生もいたほどだったそうです。

　また、ブラジルでは獣医師によるＹＮＳＡも盛んです。「Yamamoto New Scalp Acupuncture for postoperative pain management in cats undergoing ovariohysterectomy」Vet Anaesth Analg. 2017 Sep;44(5):1236-1244. では「猫の疼痛緩和に対してＹＮＳＡは鎮痛のための術後要件の低下をもたらした。ＹＮＳＡは、卵巣子宮摘出術を受けている猫のための補助鎮痛療法として実行可能な選択肢であると考えられるべきである」とする報告がされています。国を挙げてＹＮＳＡを導入したことで医療費が削減され、副作用なく痛みから解放された方が多くいらっしゃることはブラジルにとってこの試みは素晴らしいことだと思います。また南米諸国でもＹＮＳＡは非常に有名です。南米の国民的サッカー選手が日本のクラブに所属していた時に、その選手のご家族の脊髄損傷の治療のために大使館を通してＹＮＳＡの治療をわざわざご希望されたこともあります。このように南米でもＹＮＳＡは非常に注目度の高い治療法になっています。

5　その他の国

ドイツ

ドイツをはじめヨーロッパの国々は自然療法をとても大切にしています。なんと古代エジプト時代以来、４０００年もの自然療法の伝統を受け継ぎ大切にしているのです。

特にドイツでは、医学生は薬草の授業が必須であり、医師国家試験にも問題として出ます。また医師免許更新時にも薬草のレクチャーを受ける必要があるのです。ドイツ人医師の20パーセントは、ハーブや鍼灸治療、温泉療法など補完医療（西洋医学以外の治療）を行っており、その割合は年々増加し、1パーセントもいない日本の現状と比べると桁違いの普及率と言えると思います。またドイツにはハイルプラクティカー（Heilpraktiker（補完代替医師・自然療法士））ともよばれる鍼灸治療・アロマやハーブ・漢方・音楽療法、温泉療法など補完代替医療を行うプラクティショナーの制度が１９３９年からあり、ハイルプラクティカーの中でも鍼灸治療は人気が高くＹＮＳＡは中医鍼灸（ＴＣＭ）と並んで多くのプラクティショナーがいるそうです。

そのような「世界一の統合医療国の一つ」ドイツにおいて、いわゆる中医鍼灸を学んだ人がさらに何十時間かの講習を受けて、試験を受け、それに合格した医師はＹＮＳＡを保険治療として行うことができます。なぜ、これほどまでにＹＮＳＡはドイツで受け入れられているのでしょうか？　山元先生はドイツ留学の経験がありドイツ語に堪能であること、そして人脈があったことが幸いしたようです。実際１９７０年代のごく初期の頃にＹＮＳＡはドイツ語に翻訳され、それ以来多くの医師、医療従事者の支持を集め続けています。また補完代替療法に対する歴史が古く、意識の高いドイツの医師は早くからその治療効果の高さを素直に認め、非常にスムーズにＹＮＳＡを受け入れました。そして各地の大学にて数々の研究発表がなされ学会が作られ、非常に多くの医師がこの治療を学ぼうとしたこと、そしてその実績が国の医療として認められ保険診療という地位を得たことなどが挙げられます。実際にドイツの医大では医学生は整形外科疾患の治療のために鍼灸治療を学ぶのですが、ドイツの鍼灸学習においてＹＮＳＡは最も多くのページを割かれて講義されているのだそうです。

アメリカ

補完代替医療の研究が盛んなアメリカにおいてもＹＮＳＡは注目されています。１９９２年アメリカ政府による補完代替医療の研究がスタートし当時の研究費は2億円でしたが、現在では数百億円の予算がつき鍼灸治療の科学化に於いて大きな成果をあげています。アメリカでは現在2万人以上の鍼灸師がいて全米に50以上の鍼灸学校があるそうです。そして実際にアメリカ全土の大学病院の中には、ほぼすべての大学病院内に鍼灸科があります。がん治療で有名なスローンケタリング病院やデューク大学付属病院では抗がん剤の副作用低減や疼痛緩和に鍼灸治療が行われ、人工関節置換手術の後は鍼灸治療を施術するそうです。その中で補完代替医療の分野でも先進的な動きをしているアメリカの最も権威のあるハーバード大学医学部・大学院は、ヨーロッパのＹＮＳＡの噂を聞きつけ２００７年5月山元先生にＹＮＳＡの講演と指導を依頼しています。日本の歴史上ハーバード大学医学部から直接招待を受けた医師は何人いるのでしょうか。ハーバード大学の講演は満席でとても盛況だったということです。特に実技デモンストレーションでそれまで長い間立てなかった方が山元先生が施術することで、その場で立てる様になり、皆大変な驚き様であったそうです。また、こんなエピソードもあります。ドイツ在住のある鍼灸師がハーバード大学の医師と知り合った時に「自分は日本の鍼灸をやる」と言われて実際に治療していたのがＹＮＳＡだったと言います。世界ではＹＮＳＡは日本の鍼灸治療の代名詞のようにとられているのかもしれません。アメリカにおいてもＹＮＳＡは大変有名な治療で世界のＶＩＰと言われる方が、わざわざ宮崎県にマンションを借りて数ヵ月間毎日治療を受けに来た方もいらっしゃるそうです

オーストラリア

オーストラリアでは２００９年よりシドニー大学でＹＮＳＡが医学

部の正式な科目として授業に取り入れられています。

オーストラリアでは中国系の移民が多いため中医学が盛んなのですが、医師たちにとってＹＮＳＡの治療法というのは非常にわかりやすく切れ味が良いと評判をよんでいると言います。加藤直哉先生の所を訪れたオーストラリアの方はＹＮＳＡをオーストラリアで施術しているそうですが、クリニックは常に予約の患者さんでいっぱいで3ヵ月待ちだそうです。ＹＮＳＡに対する関心の高さが伺えます。

エジプト

２００７年エジプト政府に山元先生は招待を受け講演と実技指導を行っています。

山元先生が空港に着いたときには空港まで、リムジンによる送迎を受け、ウェルカムパーティーにおいてはエジプトの医師会長や大臣などから挨拶を受け、エジプトで非常に関心をもって迎えられたそうです。エジプトのカイロ国立研究センター補完医学部門（Complementary Medicine Department, National Research Centre, Cairo, Egypt）ではＹＮＳＡが実際に臨床研究されています。

ハンガリー

ハンガリーのブダペスト大学にはＹＮＳＡ研究所が併設されています。ペーチ大学の国立代替医療補完研究所においてもＹＮＳＡは盛んに研究され、脳卒中に対してＹＮＳＡで治療すると通常のリハビリテーションに比べて２割以上回復率が高かったとの論文が出ています。

イタリア

イタリアの国立代替医療がんセンターの客員教授に山元先生は就任されています。イタリアでは国立の医療センターにおいて日本発の鍼灸治療であるＹＮＳＡが研究されているのです。

このように世界各国の国立の代替医療の研究施設でＹＮＳＡは精力的に研究されているのです。海外では慢性疼痛の治療や中枢性半身不随麻痺に対する治療にＹＮＳＡは積極的に取り入れられています。救急治療の分野においても効果があると言う論文もあり西洋医学一辺倒だった諸外国の医療においても鍼灸治療、中医学やＹＮＳＡを始めとする補完代替医療が注目されていることが分かります。

山元先生も常々仰るように、海外には良いものは良いものとして積極的に取り入れようという風土があるようです。

では我が国において、どのようにすれば鍼灸治療は海外の様に普及するのでしょうか？

6　理想とされる針治療

現在世界の鍼灸治療で最も使用されているのが中医学（Traditional Chinese Medicine TCM）です。臨床報告の多さ、実践している医療従事者の多さでは中医学は現在世界の鍼灸の中心と言えると思います。

一方でその複雑な治療体系や東洋医学の概念は、非常に複雑であり習得が難しいという面もあるかもしれません（もちろんマスターしてしまえば素晴らしい効果があるのですが）。一方西洋医学を主に学んで来た日本の医師にとっては東洋医学の概念は受け入れることが難しいかもしれません。

また、現在日本においても様々な流派の鍼灸の治療方法があります。

脈を見て診断、治療する経絡治療や、トリガーポイントなどの局所に治療する方法、1本のみを刺鍼するというところもあれば、100本以上鍼をするところもあり、それぞれ特徴や良さがあると思います。YNSAの最も素晴らしいところはこれらの治療の邪魔をしないという事です。YNSAによって悪化することはないのです。どのような治療法であっても併用可能なところがYNSAの素晴らしい長所だと思われます。

では医師、歯科医師、獣医師、鍼灸師、医療従事者にとって受け入れられやすい理想の鍼治療の条件について考えてみましょう。

1　ツボが多くないこと
2　ツボに対する効能がわかりやすいこと
3　ツボを発見しやすいこと
4　誰が行っても同じ治療法であり一定のルール・手順があり教えやすく学びやすいこと
5　そして当然ですが患者さんがしっかり治ること

これらの５つの条件を満たしているのがＹＮＳＡなのです。ではＹＮＳＡがどうしてこの条件をクリアできているのか、一つ一つ検証していきましょう。

①　ＹＮＳＡのツボは非常に少ない

ＹＮＳＡのツボの数は、主に運動器に用いられる基本点９、目鼻口耳のいわゆる感覚点４、胃・肝臓・腎などの内臓点12、大脳・小脳・脳幹の脳点３、12脳神経に対応した脳神経点12、これが基本となるため全部足しても40個です。もちろんこれ以外の治療点もＹＮＳＡにはあるのですが、基本的に40個のツボを覚えることができれば多くの疾患に対応できます。これは全身にある経穴３６１、奇穴32、その他無名穴が多数ある東洋医学のツボと比較すると非常に少なく、経穴に馴染みの少ない医師、歯科医師、あまり経験のない鍼灸師にとっても、わかりやすく、とても簡単に覚えることが出来ます。

②　ツボの効能も非常にわかりやすい

運動器疾患に使われる基本点はＡからＩまでアルファベットで分けられています。Ａ点は頸椎の疾患、Ｄ点は腰椎・下肢の疾患、Ｅ点は胸椎・胸腔内臓器の疾患と、ツボの役割が非常に明確です。目、鼻、口、耳などの感覚の問題には感覚点に刺鍼し、12脳神経点は三叉神経や顔面神経、視神経など12脳神経に対応しています。経筋的な治療にはY点・12脳点の経絡に対応した場所があります。

また脳幹・大脳・小脳はストレスの影響が強ければ大脳、めまいには小脳など、それぞれの疾患や不調に対応している治療点が決まっているのでツボの効能が非常に分かりやすいと言えると思います。

③　診断点とツボが発見しやすい

ＹＮＳＡにおいてはツボを正確に貫く技術が求められます。中国式の頭鍼療法の多くは、対応する治療区や治療帯という形で治療する場所を曖昧に決めて、そこに補瀉の手技をかけて治療するという流れですが、ＹＮＳＡにおいては診断点を探り、そこに対応したごく小さなツボ・圧痛点を正確に貫くという技術が求められ、手技は行いません。正確にツボを貫くことができれば、診断点が直ちに変化し、症状が軽快するのですが、そのためには正確にツボを探す技術、正確にツボを刺鍼する技術の両方が必要なのです。ＹＮＳＡでは鍼管を使うと正確にツボを貫くことが出来ないため、鍼管は使わず正確にツボにめがけて直接切皮して刺鍼します。

ＹＮＳＡのツボは規則正しく並んでおり学習はしやすいのですが、ツボそのものの大きさが数ミリメートル程度、5ミリメートルを超える事は滅多にないため、ツボを同定することは簡単とは言えないかもしれません。ここは経験が必要になってきます。冨田は４００症例のトレーニングをお勧めしております。４００症例すればツボの感覚・圧痛について理解できるようになるからです。最初は診断点に対応したツボの圧痛点を見つけること、ツボを正確に貫くトレーニングをすることが最も重要です。

山元先生の元で修行されていた加藤直哉先生も、重症の腰痛患者さんで車椅子で来院された方が、ＹＮＳＡ施術後、その場で立って帰れるようになるまでの技術を修得するのに2年程度かかったそうです。これに加えて脳神経疾患（脳梗塞）などの神経疾患改善となると更なる精進が必要でしょう。

しかしちょっとした肩こりや腰痛であれば、少しトレーニングを積めば改善は可能だと思います。冨田の過去の経験からもそれほど困難なくできるようになります。

何より全世界で10万人以上の医療従事者がＹＮＳＡを行っているの

です。我々日本人は世界一手先が器用と言われていますので、習得時間に差はあっても必ずできるようになります。あきらめずにコツコツ技術を磨きましょう。どのような治療技術であっても一日でできるようにはなりません。反復して練習しましょう。継続は力なりです。

④ 基本的に誰が行っても同じ治療法

習得度に差があるのは事実だと思います。

実際山元先生が施術すると、脳梗塞で全く動かなかった片麻痺の患者さんの手足がその場ですっと上がる、立てなかった人がその場ですっと立ち上がる。歩けなかった人が杖を使わずに歩けるようになる、言語障害のある人が数本の針でしっかりと発音をし始めるのですから、驚嘆するほかはありません。しかしYNSAのすばらしいところは、山元先生の名人芸や特殊技術という訳ではなく、誰でも練習を重ねれば再現可能な技術だと言うところです。

YNSAの治療においては基本的にルールが決まっており、山元先生も他の先生もそのルールに従って治療を行えば再現性のある効果を出すことができるのです。日本でもアメリカでもドイツでもエジプトでもブラジルでもYNSAの治療は国によっても全く差はなく、皆同じプロセス、手順で治癒に導かれて行きます。

さらに東洋医学の内容を理解すると臨床力は向上しますが、東洋医学的な臓器の適用や内臓の関わりを学ぶことがなくても、誰でも一定の手順に従えば一定の効果を出すことができます。そういった再現性の高さ、明確な手順が海外の先生方にも受け入れられた原因と言えるのかもしれません。つまり教えやすく学びやすい、そして再現性が高く何より治療効果が高い、そういったことが欧米を含め世界各国でＹＮＳＡが認められている理由なのかもしれません。だからこそわが国においても日本の医師や医療従事者にＹＮＳＡは充分受け入れられることが可能だと思っています。

⑤　ＹＮＳＡの驚異的な治療効果

どこに行ってもなかなか改善しない治らない患者さんが治っていくので、西洋医学しか知らない先生方にすれば、ある種奇跡のような症例が見られることもあります。その中でも特にＹＮＳＡが得意とするのが中枢神経疾患、特に現在日本を含め世界中の大きな問題になっている脳卒中治療における驚異的な治療効果です。

例えば山本先生が発表されている脳卒中に対するＹＮＳＡの治療効

果を見てみましょう。
これらの治療点は基本点のみであるにもかかわらず、素晴らしい成果をあげています。山元先生の１９８０年当時の論文を見てみましょう。

脳卒中発症後30日以内に治療した場合
著名改善55パーセント　やや改善31パーセント　改善なし14パーセント
6ヵ月以内では
著名改善43パーセント　やや改善38パーセント　改善なし19パーセント
1年以上経っていても
著名改善14パーセント　やや改善58パーセント　改善なし28パーセント

※判定については、完全または不完全半身運動麻痺の患者で、針治療により1人で歩行可能になったのを著効として判定。有効例では、上下肢いずれかの運動の回復が30パーセント以上あったものが有効。無効例では針治療によって全く、またはほとんど運動機能の回復が得られ

なかったものを無効として判定。

としていて、脳神経疾患患者さんの回復に大きな成果をあげています。これは現在リハビリしか治療法が無い脳卒中治療の現場において、大きな希望になり得るのではないのでしょうか。

わが国でもＹＮＳＡが欧米並に認められれば増大する医療費や薬剤費を削減できる可能性があります。

安価であること、習慣性がないこと、副作用がないこと、さらに簡便に行うことが出来、複雑な東洋医学的なトレーニングはあまり必要でないこと、医師が開発した治療法であることなど、ＹＮＳＡは日本の医療費抑制の切り札になるのではないでしょうか。そして何よりこの素晴らしい治療法によって西洋医学でなかなか治らないとされ、今現在も苦しんでいらっしゃる患者さんが１人でも多く救われることを、切に願ってやみません。

この素晴らしい技術が困っている患者さんに届き、日本の医療現場に入り、広まることを心から祈っています。

それではこれから、山元先生の元で3年間、宮崎県の山元病院でYNSAを直接学ばれた加藤直哉先生から解説していただきます。初級、中級、上級と大きく3段階に分け解説します。ただし今回はYNSAの紹介的要素が強いため、手技を行いながら解説をしなければいけないものや、特殊な場合を除き通常の治療ではほとんど使用しないツボ、山元先生が新たに発見し現在使われている治療点、近年発見された診断点などについては割愛させていただくこととします。

医療従事者の治療実践における解説は医療法人愛鍼会から「山元式新頭鍼療法YNSA」(自費出版)として発売されていますので、さらなる詳細はそちらをご覧ください

参考文献

「慢性疼痛・脳神経疾患からの回復～YNSA山元式新頭鍼療法入門」(三和書籍)
「あきらめなければ、痛みも、麻痺も、かならず治る!」ソレイユ出版
「頭皮鍼治療のすべて」三和書籍

「頭針について」『日本良導絡自律神経学会誌』ＶＯＬ20、５、111-111

「新しい頭針療法について」『日本良導絡自律神経学会誌』ＶＯＬ20、９、21-21

「新しい頭針法のサーモカメラに依る効果判定について」『日本良導絡自律神経学会雑誌 』ＶＯＬ23.ＮＯ１：26-26

「新しい頭針治療のその後」『日本良導絡自律神経学会雑誌』ＶＯＬ25.ＮＯ１：36-36,

「新しい頭針療法」『東洋医学とペインクリニック』ＶＯＬ10、ＮＯ３：126-134

「腹診」『日本良導絡自律神経学会雑誌』ＶＯＬ25.ＮＯ11：352-353, 1980

「中国訪問　学術交流」『日本良導絡自律神経学会雑誌』ＶＯＬ26.ＮＯ11：268-277

「ハリ麻酔」『日本良導絡自律神経学会雑誌』ＶＯＬ27.ＮＯ４.97-100, 1982

「頭針と深部体温」『日本良導絡自律神経学会雑誌』ＶＯＬ27.ＮＯ10.：224-224, 1982.

「レーザー光線に依る治療」『日本良導絡自律神経学会雑誌』ＶＯＬ29.ＮＯ６.：136-137, 1984

「東洋医学的診断法に基づく新しい頭針療法」『日本良導絡自律神経学会雑誌』ＶＯＬ35.ＮＯ10.253-253

「Emergency treatment of epilepsy with Yamamoto New Scalp Acupuncture (YNSA) and body acupuncture – acupuncture in emergency medicine: a case report.」Forsch Komplementmed. 2012;19(5):258-61. doi: 10.1159/000342985. Epub 2012 Oct 5.

「Rehabilitation of stroke patients using Yamamoto New Scalp Acupuncture: a pilot study.」J Altern Complement Med. 2012 Oct;18(10):971-7. doi: 10.1089/acm.2011.0047.

「Treatment of juvenile stroke using Yamamoto New Scalp Acupuncture (YNSA) - a case report.」Acupunct Med. 2007 Dec;25(4):200-2.

「Yamamoto New Scalp Acupuncture for postoperative pain management in cats undergoing ovariohysterectomy.」 Vet Anaesth Analg. 2017 Sep;44(5):1236-1244. doi: 10.1016/j.vaa.2017.03.004. Epub 2017 Apr 13.

「Chinese Scalp Acupuncture」Dr. Jason Ji-shun Hao

Ⅱ章　YNSA 技術解説［総論］

YNSAは大きく「診断」、「基礎治療」、「応用治療」の３つのグループに分けられます。

1　合谷診断～YNSAでは最初に、優先して行うべき治療側（左右）を決定します。そのための診断方法がこの合谷診断です。これはどのような主訴、疾患であっても必ず行われ、反応があった部位を治療優先側と診断します。

2　上腕診断～肘（肘窩横紋線上）及び上腕二頭筋の触診により、頸椎・胸椎・腰椎・脳の異常の有無を調べるための診断方法です。

3　首診断～首の主要な筋肉である胸鎖乳突筋や僧帽筋などの触診により、脊椎、脳に加えて、十二内臓点（六臓六腑）の異常を調べるための診断方法です。

4　基本点～頭部、頸椎、肩、上肢、胸椎、腰椎、下肢などの痛み、感覚障害などの治療に用いられます。

5　感覚点～感覚器官、つまり目、耳、鼻、口の治療に用いられます。

6　脳点～大脳、小脳および脳幹部の治療に用いられます。

中枢性疾患（脳卒中後の片麻痺などの後遺症やパーキンソン病など）をはじめ、慢性疼痛など症状が長期化している疾患にも用いられ

YNSAの診断の流れ

診断	基礎治療	応用治療
合谷診断 上腕診断 首診断 腹診断	脊椎 脳点	基本点 感覚点 Y点 12脳神経点 その他

ます。

7　Y点（十二内臓点）～十二内臓器官（六臓六腑）、及びそれぞれの十二経絡の治療に用いられます

8　十二脳神経・十二内臓点＝十二脳神経（嗅神経、視神経、動眼神経など十二脳神経）及び十二内臓点の治療に用いられます。

9　その他補足点：上記4～8で解決しないときに、さらに治療効果をアップさせるために用いられます。

44頁下図のように、YNSAは診断・基礎治療、応用治療と大きく3つのグループで構成されており、さらにそれぞれ小項目に分かれています。

これからその一つ一つを解説していきます。

ただ、解説に入る前に、YNSAの実際の治療風景をイメージできると、今後の学習意欲の助けになると考えますので、私が実際に治療を行った、ある患者さんの治療の1シーンを再現したいと思います。

患者A：40歳代　女性

主訴：リウマチに伴う左肩の挙上障害

経過：リウマチで薬物治療中。ここ数ヵ月、左肩の痛みが強く、挙上困難。薬以外の方法を求めて当院受診となっています。

治療経過

①　どちらから治療を開始するかの決定

主訴は左ですが、実は右側に何らかの異常があり、それが左に障害を及ぼしている場合もあります。

よってYNSAではまず、本当に原因が左にあるのか、または実は右から治療すべきかを合谷診断により判断します。

触診により痛みがひどかったり、しこりがあったりするほうが異常側となります。

今回は訴えどおり左に反応が強かったので、左側からの治療となります。

②　治療開始

次に基礎治療として、脊椎及び脳の左側のどこが問題なのかを上腕診断にてチェックしていきます。（なぜ、基礎治療として脊椎及び脳を見ていくのかは後程説明させていただきます）今回、左の頸椎、腰椎、及び左の脳幹部に異常を認めたため、それぞれの治療点に刺鍼していきま

【40代女性　リウマチ】

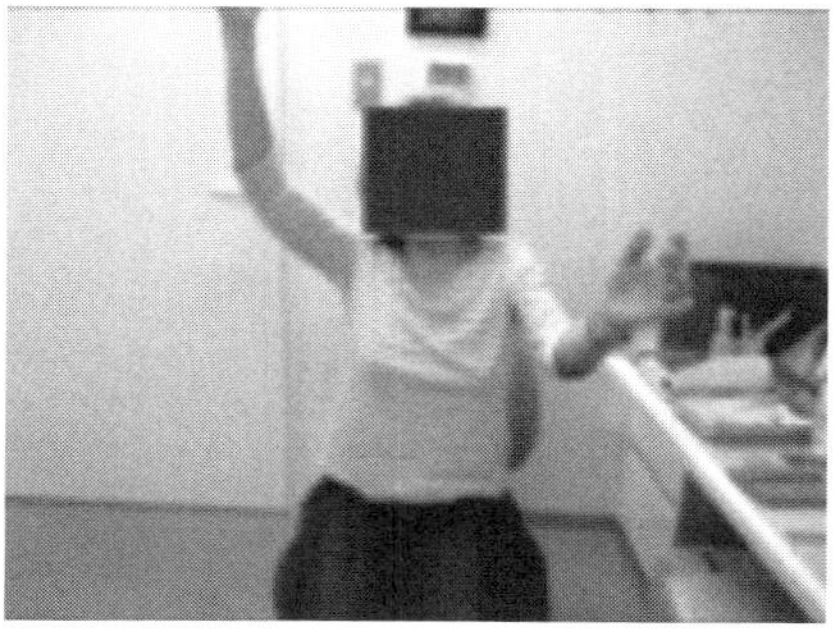

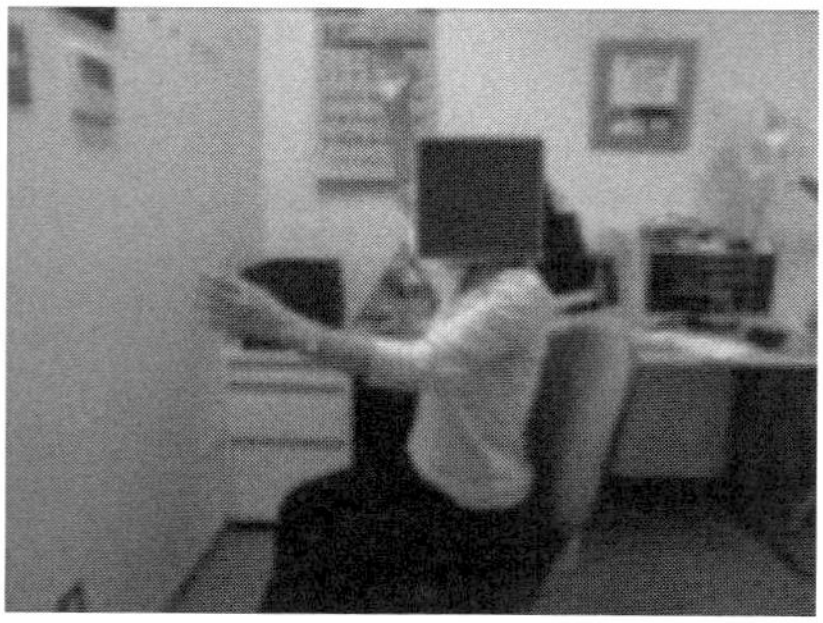

治療前　痛みで左手が挙上できない

した。

ここからがＹＮＳＡのポイントとなる点です。この刺鍼が正しくなければ、先ほど上腕診断にて異常を認めた、左の頸椎、腰椎、脳幹の異常点が改善されません。つまり上腕診断を含めた診断点は「ツボの決定」のみならず「刺鍼の正誤」まで決定してくれることになります。

これが、ＹＮＳＡの非常に優れた点で、いわゆる中国鍼灸では、ツボは「当たるも八卦、当たらぬも八卦」といった感があります。しかしこのＹＮＳＡは間違いを診断点が教えてくれるため、診断点の異常が取れていなければツボが間違えていたということになり、再度、微調整をして正しいツボに刺し直しが行えるのです。

これにより、少々の技術力のなさも、この診断点による「自己チェック機能」を活用することで、飛躍的に治療効果を高めることができます。

その後、次に問題がある点を、首診断を含めて探索し、左心、左小腸、基本点Ｃに刺鍼しました。

以上のように診断、治療を繰り返し、すべての異常を元に戻すと、肩の問題を含め他の本人の気がつかなかった体のバランスの異常まで解決し、非常にスッキリとした状態になるのです。

【YNSA 治療後】

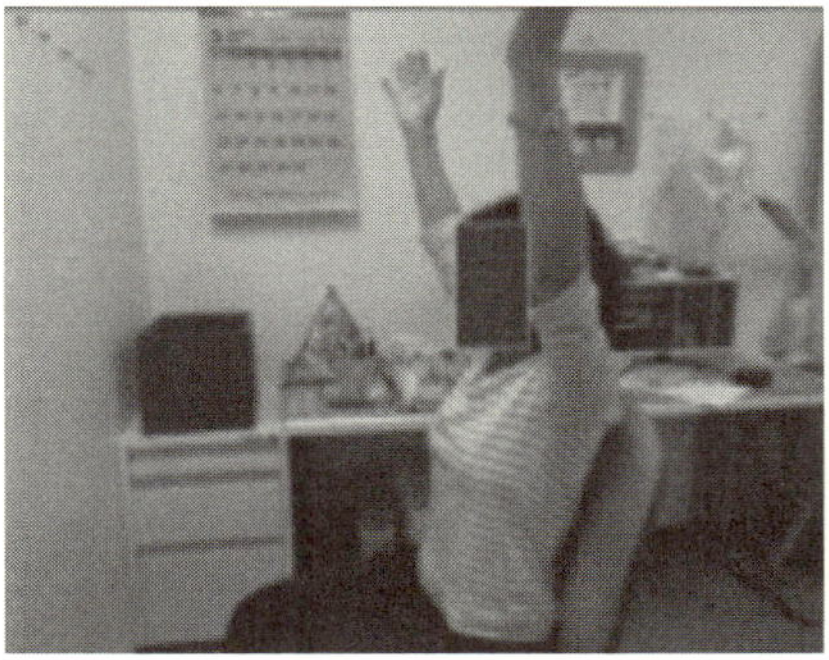

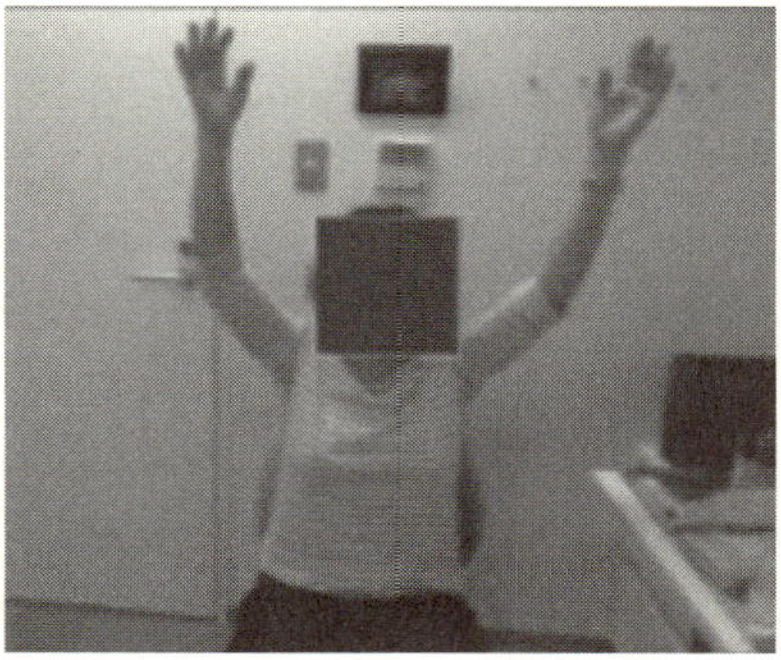

YNSA 治療後　左手が挙上できる

治療後：左手肘が肩下までしか挙上出来なかったのが、両方とも万歳の姿勢をとることが出来ました。

2回目受診（1週間後）：かなり改善していましたが、夜間寝返りをするとまだ痛むとのこと。

ここからがYNSAのさらに面白いところです。同じ患者で、同じ症状ですが、1回目と2回目では治療で行う点が違います。これを教えてくれるのが診断点なのです。

今回は左頸椎、左小腸、及びI点の肩であり、そこの刺鍼で改善をみました。

このことを考えるなら、YNSAは「個人差」、また「時間差」に対しても、常に「現在最も異常のある点」を探し、またそれを解決することが可能なのです。つまり個人一人ひとりのその瞬間、その状態に対し最高の治療的パフォーマンスを行える「究極のオーダーメイド治療」となりうるのです。

以上、解説を加えながら、簡単な治療の流れを示しました。

では、これから各論として、実際の治療方法を述べていきます。できるだけ簡単に解説しますので、楽な気持ちで目を通してくだされば幸いです。

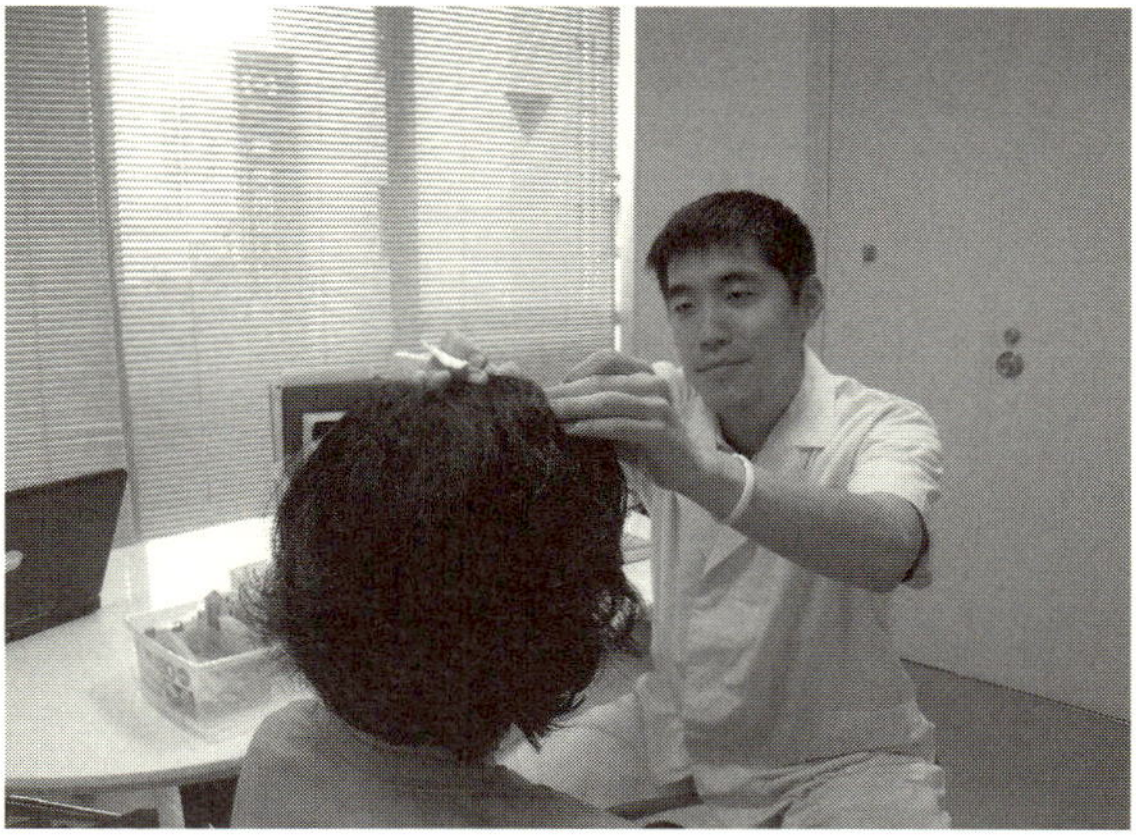

治療中の著者

Ⅲ章　YNSA 技術解説［診断点］

●診断点

診断技術は合谷診断（以下合谷診）・上腕診断（以下上腕診）・首診断（以下首診）・腹部診断（以下腹診）の4つがあげられます。それぞれ詳しく見ていきます。

なお、YNSA学会におけるセミナーにおいては、合谷診と上腕診を初級で、首診と腹診を中級で指導するようにしています。

1　合谷診断

YNSAでは最初に、優先して行うべき治療側（左右）を決定する必要があります。そのために行われるのがこの合谷診です。これはどのような主訴であっても必ず行われ、反応があった部位を治療優先側と考えて治療を開始していきます。

●触診方法

① 左右の合谷（第1、第2中手骨の相対する面に付着する第一背側骨間筋中央）を触診し左右差を見る（この部位が経絡の点である合谷と

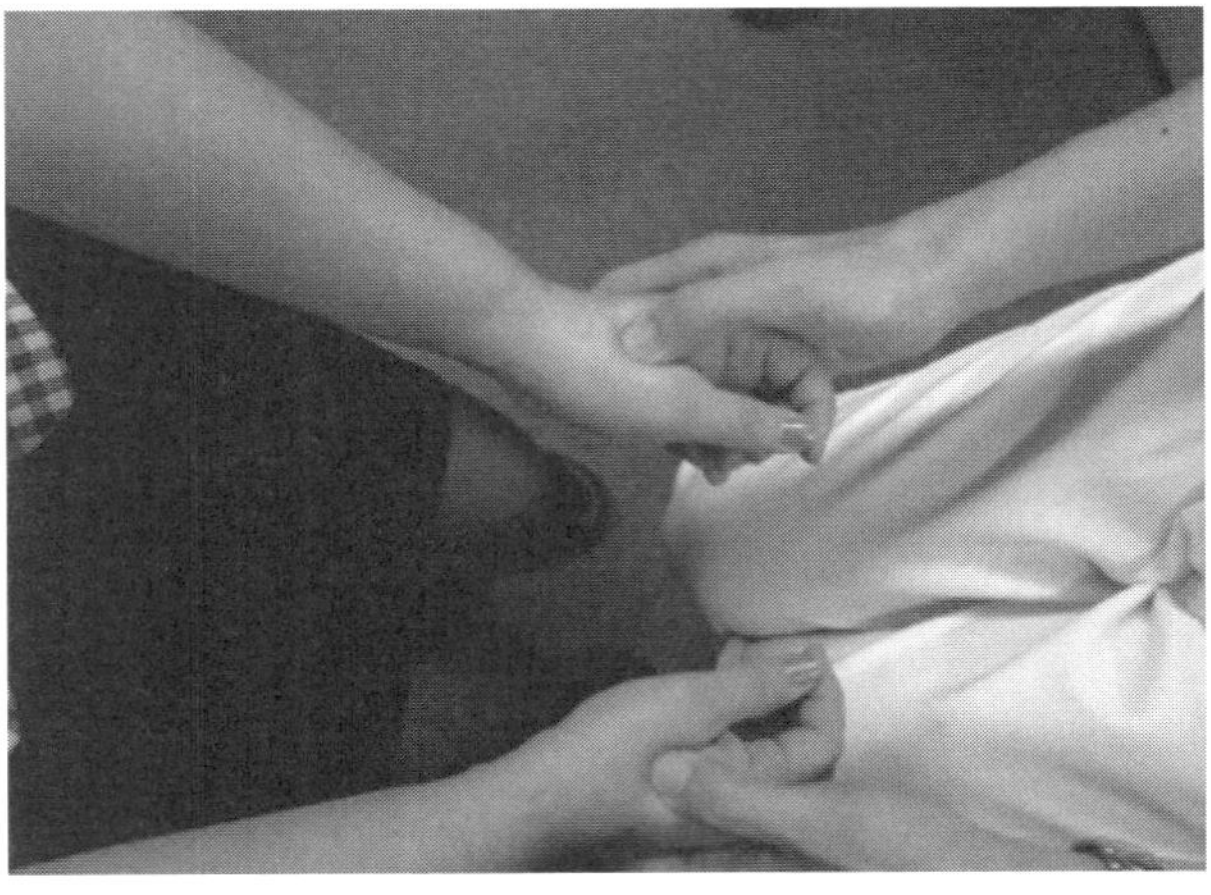

ほぼ合致する為、便宜上合谷診断点と命名）

② 盛り上がり、硬結、圧痛があった方を治療側と判断する

2 上腕診断

上腕診断とは、肘（肘窩横紋線）及び上腕二頭筋の触診により、頸椎・胸椎・腰椎・脳の異常の有無を調べるための診断方法です。

●触診方法

(1) **脊椎3点のポイント**

① 肘窩横紋線を意識する

肘を90度に曲げ、肘窩横紋の外側端付近（親指側）が頸椎、肘窩横紋の内側端（小指側）付近が腰椎、中央の上腕二頭筋腱が胸椎となる。

② 強く押さえず筋繊維を触知することを意識する。

表面をなでるようにして軽く触り、硬結、圧痛を

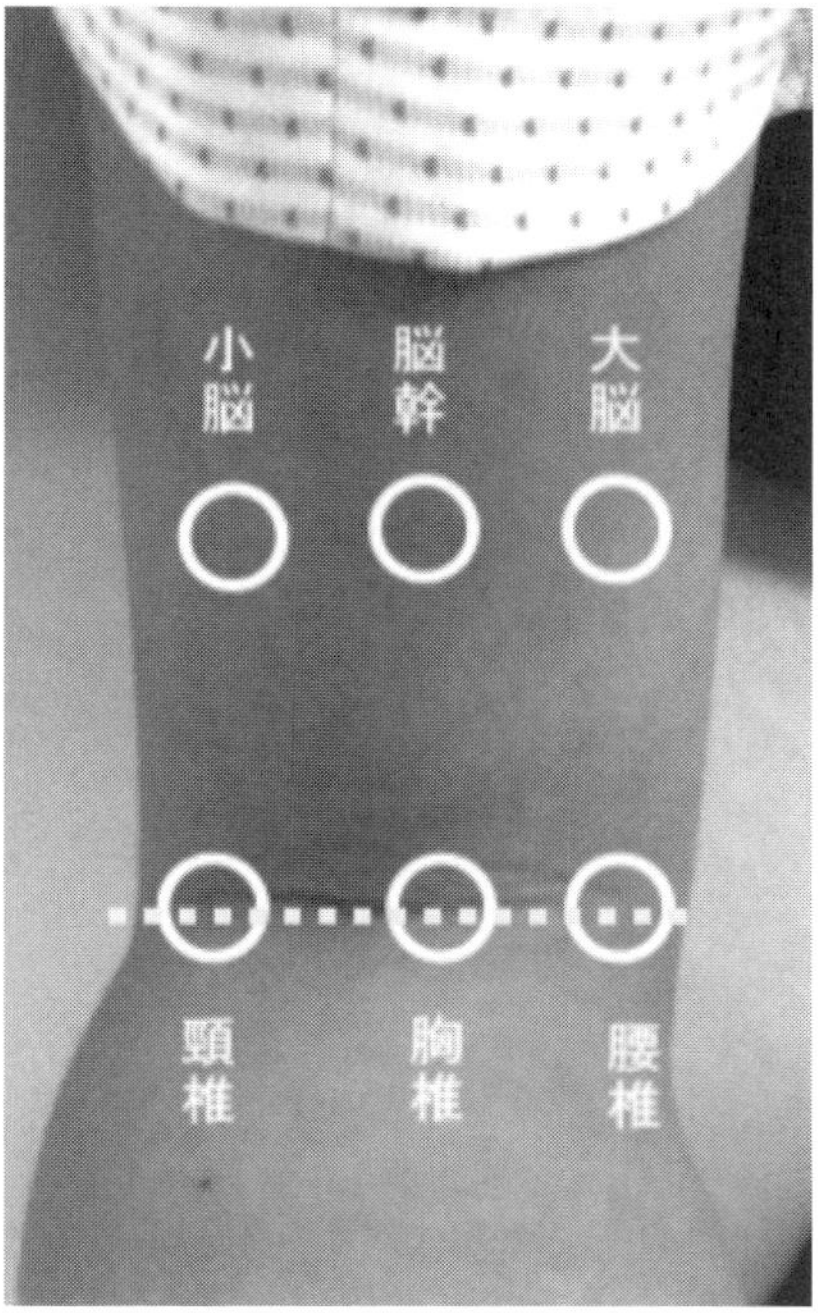

（右手）

探索。硬結、圧痛のある所を陽性とする。

(2) 脳点のポイント

① 肘窩横紋線より4横指上、上腕二頭筋の短頭内側が大脳、長頭外側が小脳、長頭・短頭の間を脳幹として診断する。

② 脊椎3点と同様、表面をなでるようにして軽く触り、硬結、圧痛のある所を陽性とする。

3 首診断

●触診方法

① 首診で特に大切な筋肉は胸鎖乳突筋、肩甲舌骨筋、僧帽筋の3つであり、これらは必ず把握できるようにしておく。

② すべて表層に存在するわけではなく、いくつかは筋肉の辺縁や、それよりも下部の深い所に存在する場合もある。したがって、触診時には圧や位置を調節する必要がある。

③ 表面をなでるようにして軽く触り、硬結、圧痛を探索。

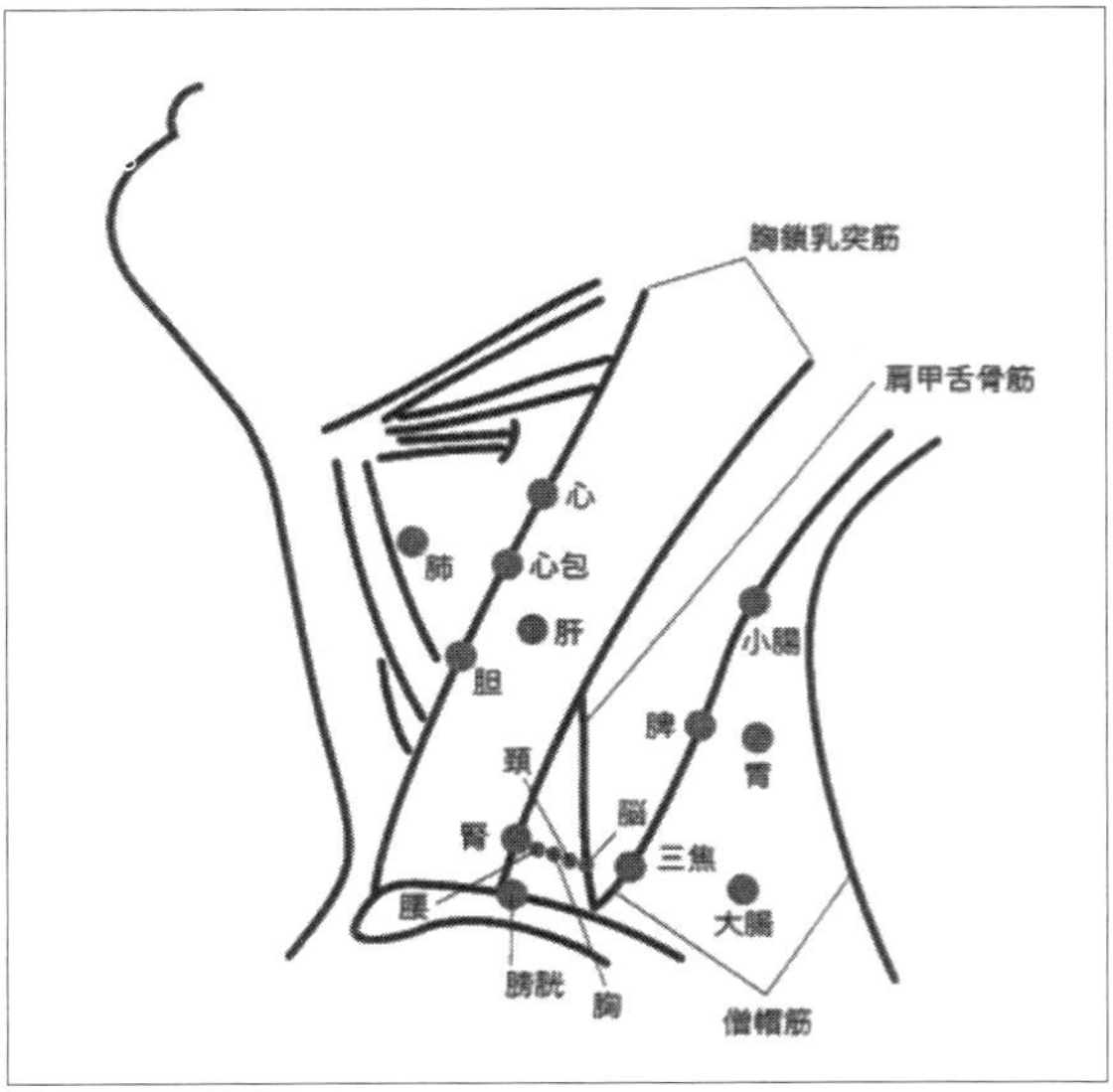

硬結、圧痛のある所を陽性とする。

十二内臓点　胸鎖乳突筋上にある6点のポイント

1　腎：胸鎖乳突筋鎖骨枝、胸骨枝の中央、小鎖骨上窩

2　膀胱：腎の下、鎖骨に指をくぐらせる感覚で触診する

3　肝：胸鎖乳突筋中央、軽く前後に動かして触診する

4　胆：肝から前下方、胸鎖乳突筋前縁

5　心包：肝から前上方、胸鎖乳突筋前縁

6　心：胸鎖乳突筋前縁の下顎下、心包から3～4センチメートル上方

十二内臓点　僧帽筋上にある5点のポイント

1　大腸：乳様突起から僧帽筋に沿って手をおろした時にぶつかるところ（鎖骨の2～3センチメートル上部）

2　三焦：大腸から前にずらした僧帽筋前縁

3　胃：大腸の2～3センチメートル上部

4　脾（膵）：胃から前にずらした僧帽筋前縁

5　小腸：乳様突起下方、僧帽筋前縁

＊なお、ここまで紹介したすべての診断点の確認は左右の親指で行うこと。

十二内臓点　甲状舌骨筋上にある肺点のポイント

1．十二内臓点のうち、肺の診断のみ甲状舌骨筋を中心とした首診となる。

2．肺の診断の場合のみ、親指ではなく人差し指もしくは人差し指と中指で軽く押さえて上下に動かし診断する。

4　腹部診断

通常、ＹＮＳＡの実践においては合谷診・上腕診・首診の３つの診断のみで治療を行い、腹診を行うことは基本ありません。腹診を行わない理由は、以下の3点のためです。

理由１：腹診での診断は、上腕診と首診ですべて補うことが出来る。

理由２：ＹＮＳＡの治療は基本的に対面坐位で行うが、腹診は基本臥位で行う。

理由３：合谷診・上腕診・首診は服の着脱は必要ないが、腹診の場

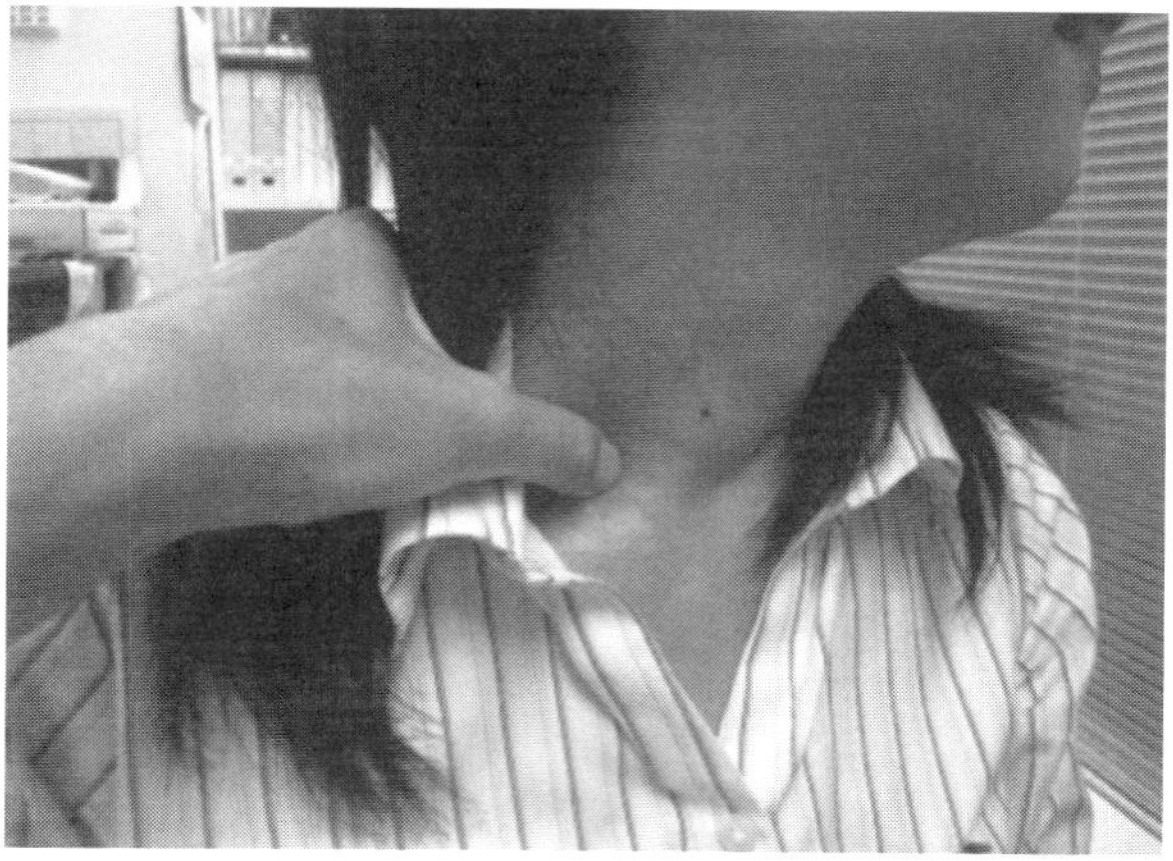

合は服を上げたりなど手技がやや煩雑である。

よって、ここでは腹診の全体図のみ記載します。詳細を知りたい方は山元敏勝先生の著書、「ＹＮＳＡ」をご覧下さい。

なお、ＹＮＳＡの腹診は、いわゆる東洋医学の腹診の部位とは異なるため、東洋医学に精通している先生は少し違和感を抱くかもしれません。しかしＹＮＳＡのツボと、いわゆる頭部の経絡点が違うことからわかるように、ＹＮＳＡと中国鍼灸、東洋医学とは一致せず、独立した技法のため、この腹診図は「ＹＮＳＡ」特有の図とご理解ください。

＊山元敏勝先生の書かれた「ＹＮＳＡ」は、ＹＮＳＡを学ぶ人にとっては必読書です。ただし、一般販売をしておりませんので、購入希望の方は、山元リハビリテーションクリニックまで、ご連絡ください。

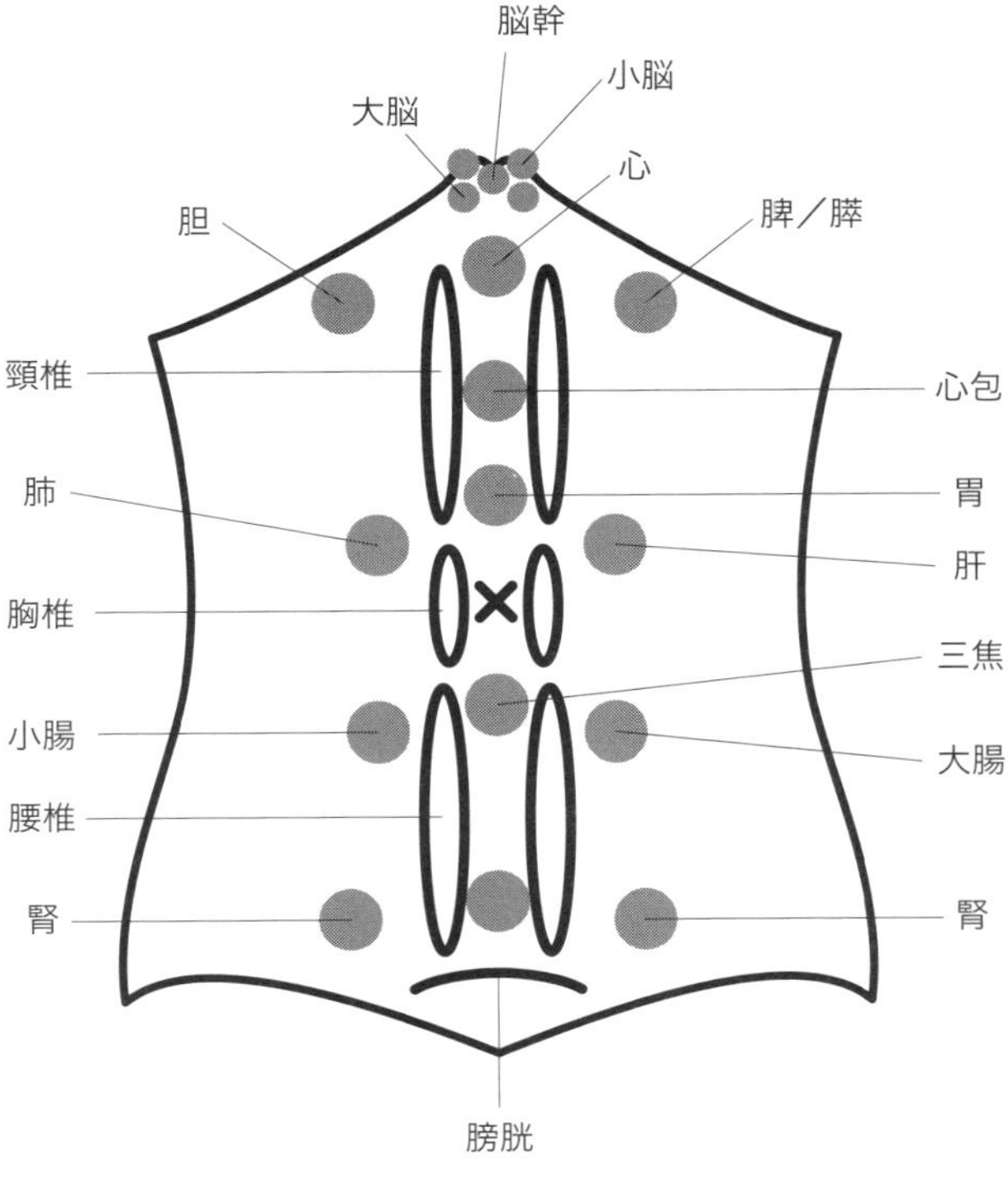

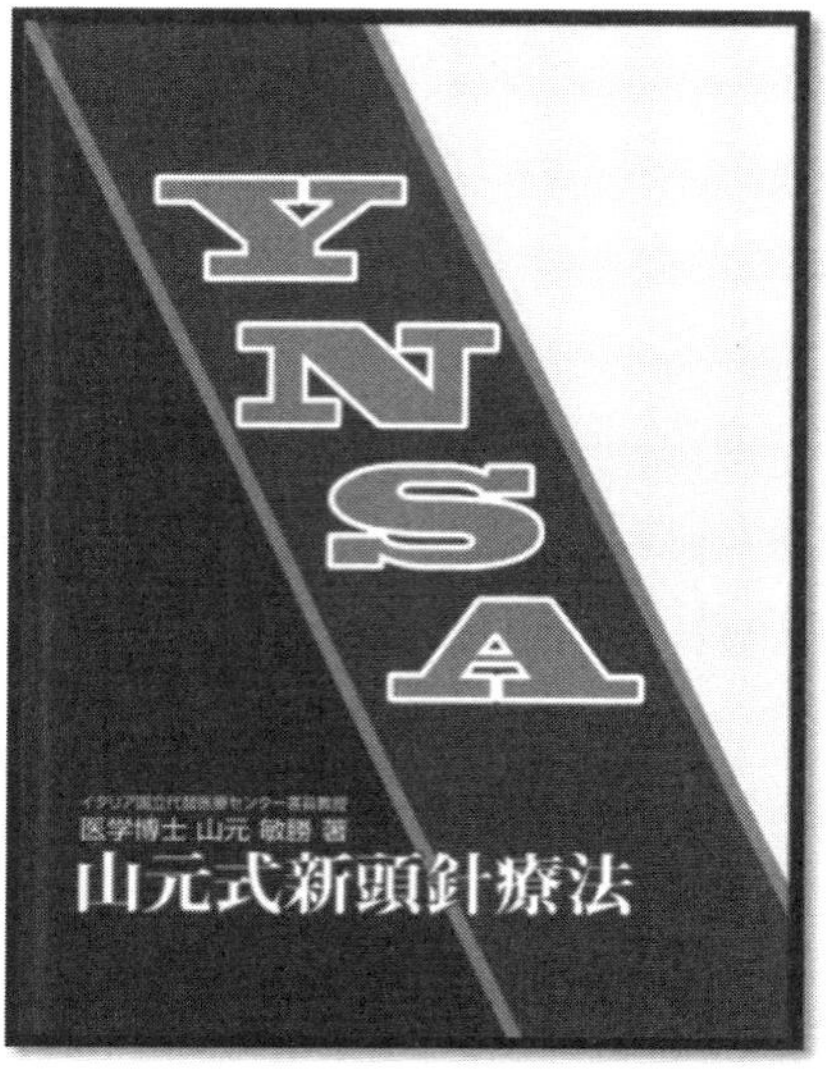
YNSA
医学博士 山元 敏勝 著
山元式新頭針療法

Ⅳ章　YNSA 技術解説［治療点初級編］

初級編

ここからは治療について詳しくお伝えしていきます。

まずはＹＮＳＡ学会で、通常初級でお伝えする治療点をお示しします。

1 九基本点（基礎）

ＹＮＳＡはこの基本点を出発点とし、現在のように発展していきました。つまり、これがＹＮＳＡの基本であり、修得に向けてのスタートとなります。

（図1）に示すように、髪際に、基本的にこのようなポジションで、人体のシェーマが存在しているという発見が元になっています。

この基本点は主として体の動作、維持する骨格筋、神経に影響を及ぼし、運動機能不全、疼痛の治療に用いられます。さらに、近傍の内臓、特に胸部、腹腔内臓器の治療にも非常に有効な場合があります。

例えば、原因不明の腹部膨満に対し、基本点Dである腰椎に刺鍼することで、その場で症状が解決するという現象は、それほど珍しいことではありません。

ただしYNSAの治療点の大きさが前述しましたように直径数ミリメートルと小さいため、図ではおおよその位置しか示すことができません。

よって、患者さんの症状に合わせて、必要と思われる場所近辺にて、圧痛、硬結、腫脹があるかどうか、あるいは視診

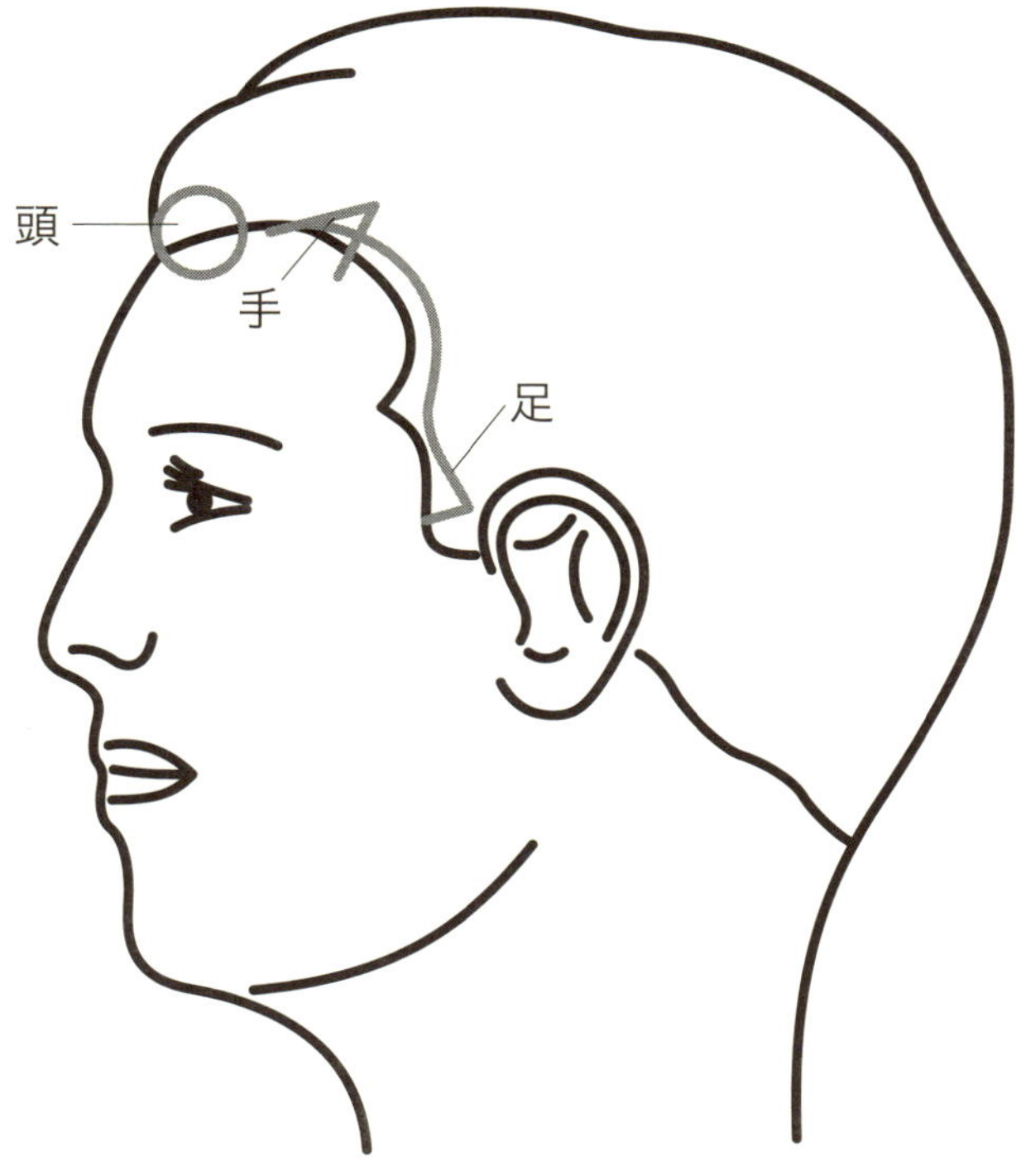

図１　人体のシェーマ

にて皮膚の発赤など変化を確認し治療を行っていきます。

では、実際の治療点をお示ししていきます。

基本的対応区域は以下のように大別されます。

A点＝頭部、頸椎、肩
B点＝頸椎、肩、肩関節、肩甲関節
C点＝肩甲関節部、肩関節、上肢
D点＝腰椎、下肢
E点＝胸椎、肋骨
F点＝坐骨
G点＝膝
H点＝膝
I点＝頭部から下肢

ＹＮＳＡ点は可能な限り図示しますが、前述のように、ＹＮＳＡ治療点のサイズは非常に小さいため、図では実際より大きく表示していいます。また頭部の大きさ、形、髪際には個人差を考慮して行ってください

（図2）。

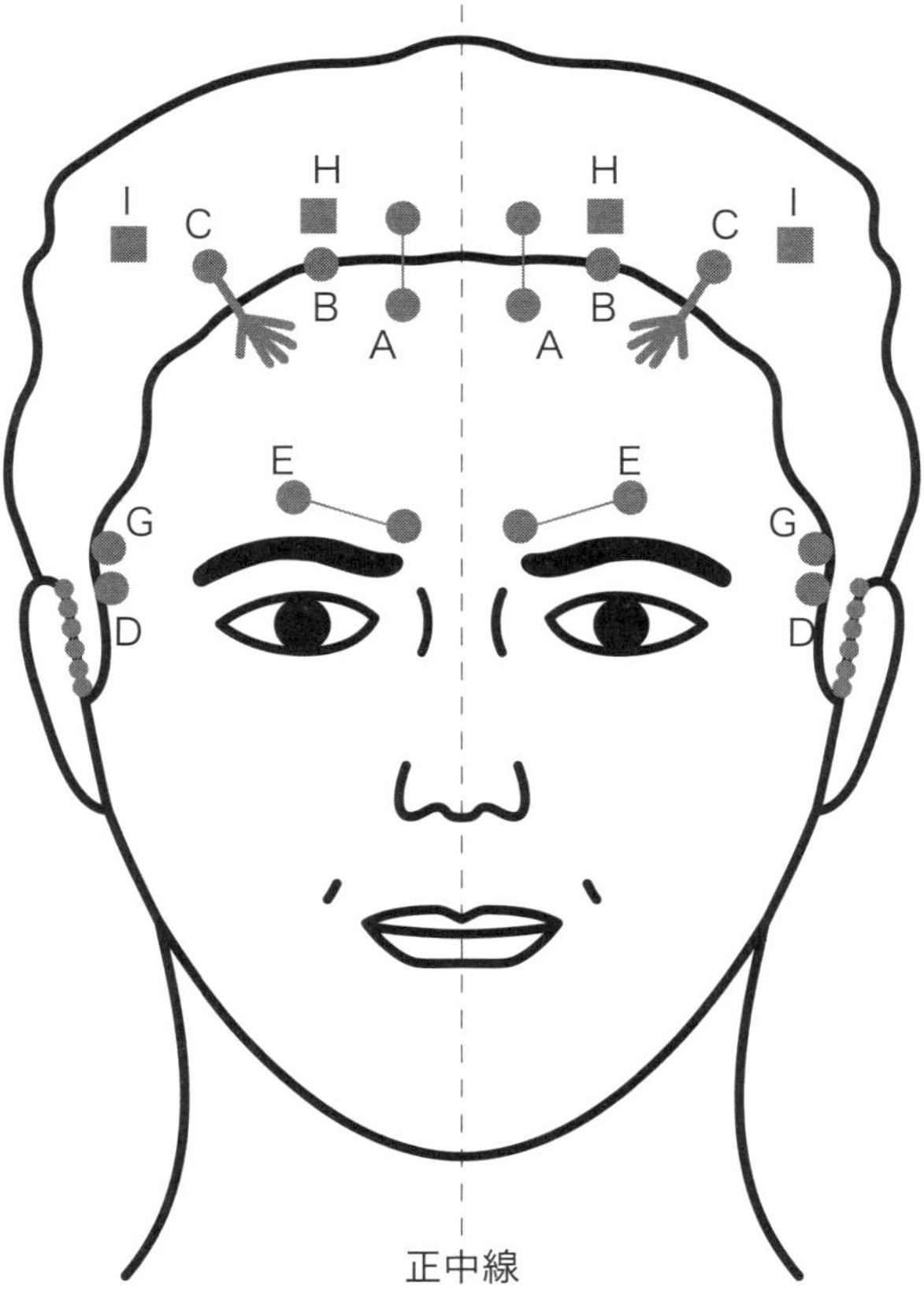

図2　YNSA基本点

2　九基本点（応用）

①基本Ａ点＝頭部、頸椎

［適応疾患］

頸神経の神経支配を受けるすべての可逆的病態に対して有効。

［例］

・適応部位におけるあらゆる疼痛の軽減
・頭痛、片頭痛
・頸部症状（鞭打ちなど）
・めまい
・顔面の麻痺、痛みなど（顔面神経痛、麻痺、歯痛、味覚障害など）

［位置］

髪際の位置で、正中線の約1センチメートル両側。髪際上から下へ向けて約2センチメートルの距離にＡ1～Ａ7が存在。Ａ1は第一頸椎、Ａ7は第7頸椎に対応（図3）。

②基本B点＝肩、僧帽筋

［適応疾患］

肩、僧帽筋のすべての可逆的病態に対して有効。

［例］

・適応部位におけるあらゆる疼痛の軽減

・頸肩腕症候群

［位置］

A点より1センチメートル、つまり正中より2センチメートルの髪際に存在。ただし、現在はほぼA点（頸神経）のみで対応できており、B点を実際に使うことは少なくなっている（図3）。

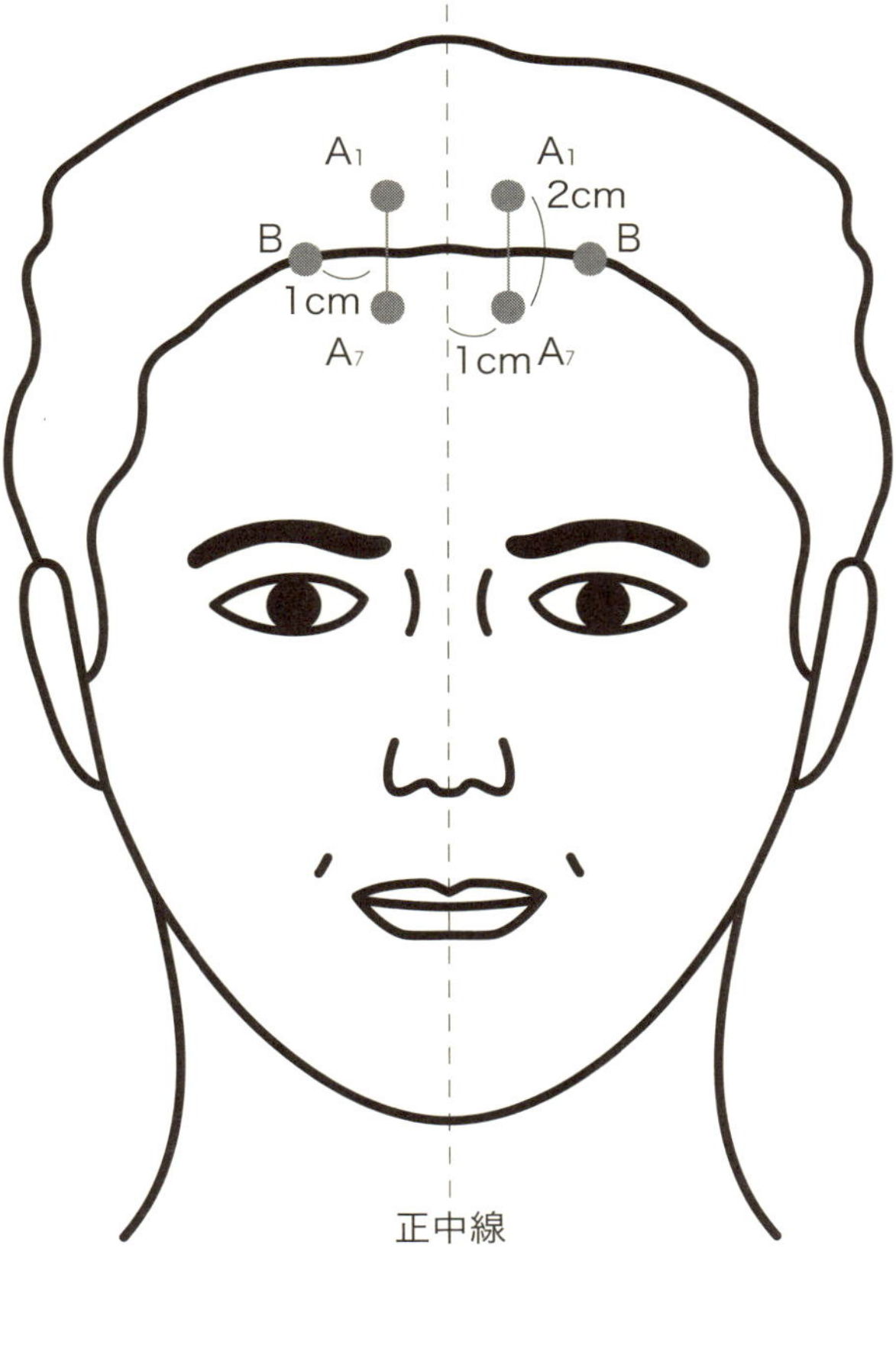

図3　基本A点、B点

③基本C点＝肩関節、上肢、指

［適応疾患］

上肢全体に対応。

［例］

・適応部位におけるあらゆる痛み（五十肩、骨折、脱臼、リウマチ、野球肘）

・中枢神経障害（片麻痺、感覚異常、パーキンソン症候群）

［位置］

B点より2・5センチメートル、つまり正中より4・5～5センチメートルの所に存在。位置は、眉毛内側から約45度の線を引いて髪際と交わる所を肘と考え、その前後1センチメートル（計2センチメートル）の間に肩から指の治療点が存在する。最も上が

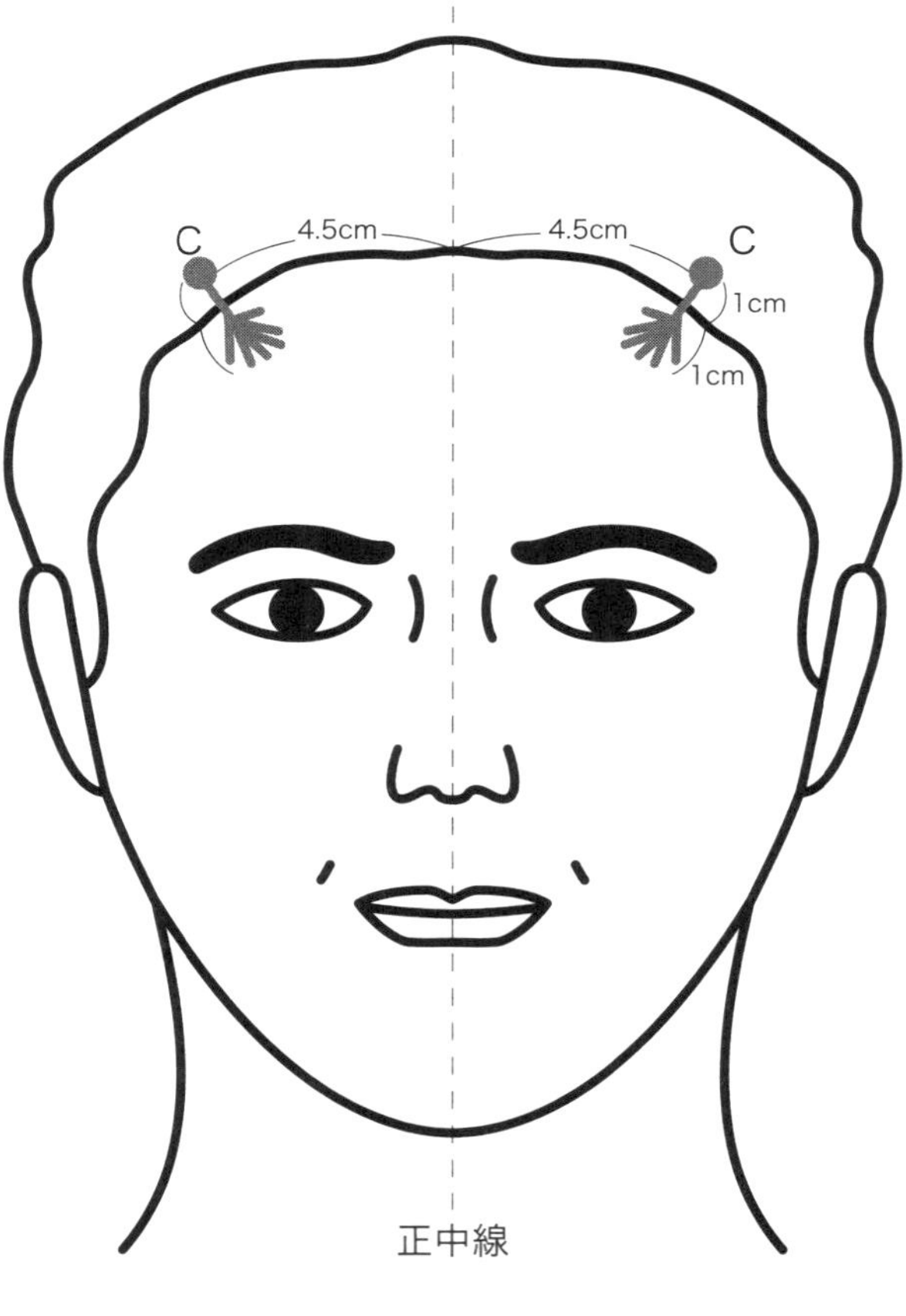

図4　基本C点

肩、真ん中が肘、下が指といった感じで細分化している（図4）。

④基本D点＝腰椎、下肢

［適応疾患］

腰椎、仙骨、尾骨および下肢を含む下半身に対応。また、腰部神経が伸びる腹腔内臓器（消化器疾患など）にも対応。

［例］

・適応部位におけるあらゆる疼痛の軽減（椎間板ヘルニア、神経痛、リウマチ、骨折、坐骨神経痛、痛風など）
・片麻痺、対麻痺
・パーキンソン症候群

［位置］

⑴側頭部頬骨弓の約1センチメートル上、耳の前方2センチメートル髪際、⑵耳のすぐ前、耳穴から上に1・5センチメートルくらいで縦に数珠のように並ぶ二つの治療点がある。

より細かい治療のためには⑵を用いることが多い。一番上をD1として第一腰椎、そこから3ミリメートル間隔でD2〜D5は第二〜第五腰椎に対応させている（図5）。

⑤基本E点＝胸椎、肋骨

［適応疾患］

胸椎、肋骨、胸腔、胸部神経が伸びる胸腔内臓器（心臓、肺など）に対応。

［例］

・あらゆる疼痛の軽減（肋間神経痛、帯状疱疹、骨折など）

・胸腔内臓器（気管支喘息、過換気症候群、動悸など）

［位置］

眉毛より大体1センチメートル上方、正中から約1センチメートルの所から始まり、上方外側に向かって左右対称に約15度の角度で外側に伸び

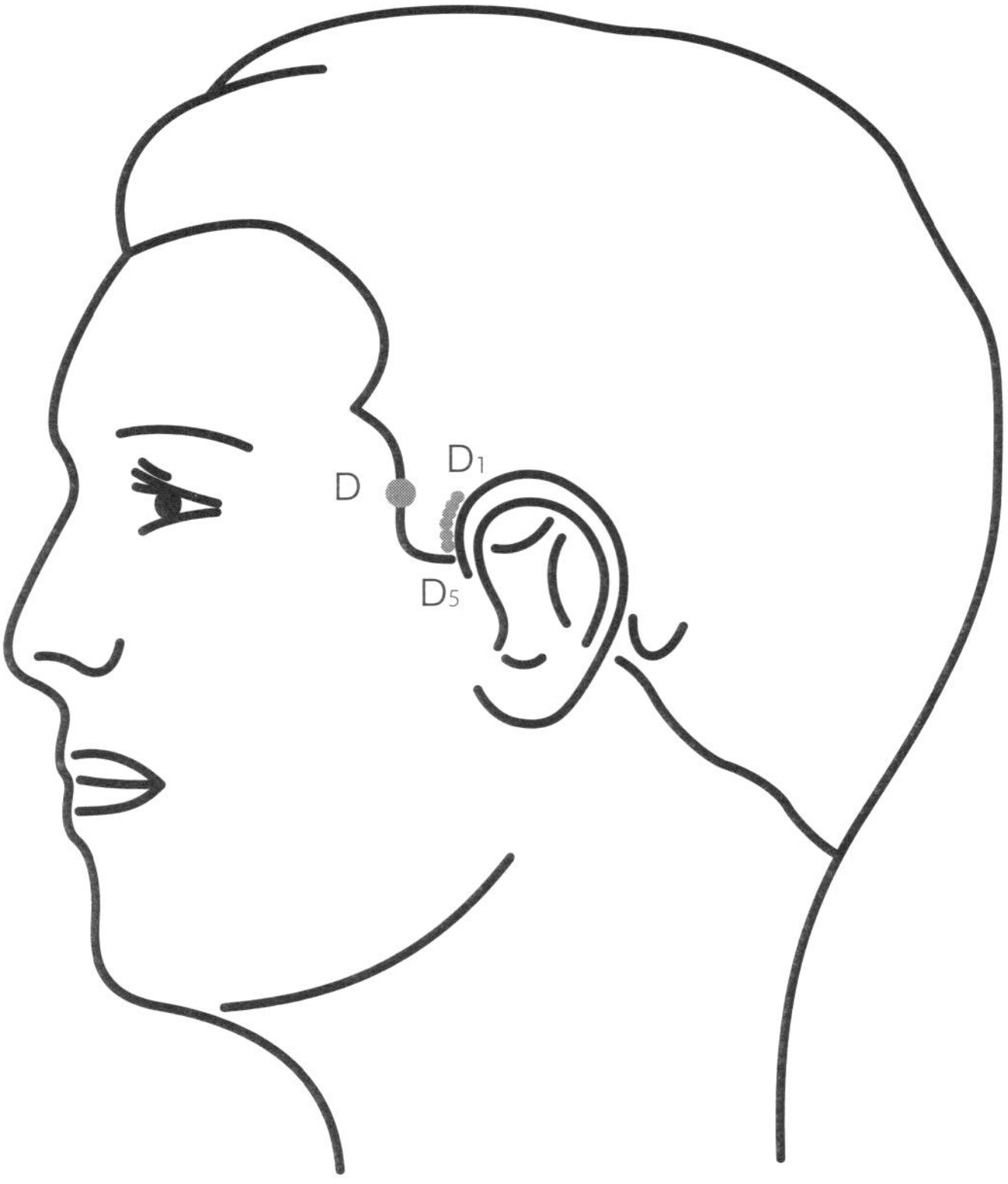

図5　基本D点

る。12点の細分点を持ち、最も外側の上をＥ１として第一胸椎、最も正中側の下のＥ12を第十二胸椎と対応させている（図６）。

⑥基本Ｆ点＝坐骨神経

［適応疾患］

坐骨神経のみに対応。基本Ｄ点への刺鍼と併用することも多い。

［位置］

耳介の後ろ、乳様突起（耳の後ろの出っ張った骨）の最上点に位置する（図７）。

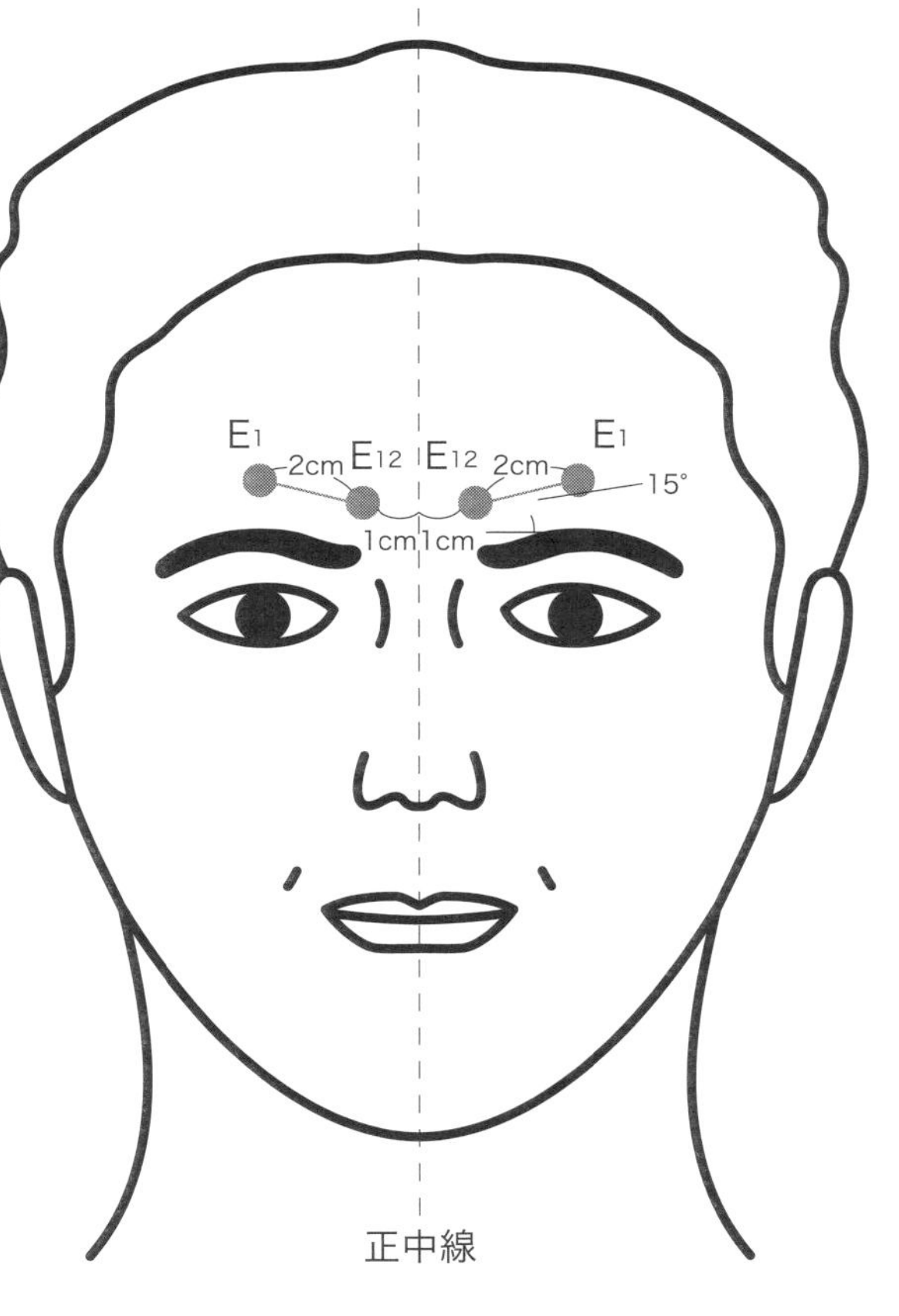

図６　基本Ｅ点

⑦基本G点＝膝

［適応疾患］

膝関節、膝蓋骨の障害および疼痛。

［例］

・適応部位におけるあらゆる疼痛の軽減（変形性膝関節症、リウマチ、捻挫など）

［位置］

乳様突起（耳の後ろの出っ張った骨）の最も下の部分をG2とし、その骨に沿って約5ミリメートル前をG1、G2より5ミリメートル後ろをG3と表記。G1は膝中央の痛み、G2は膝前部の痛み、G3は膝側面の痛みに対応（図7）。

なお、近年はG1～G3と、分類せず圧痛のある所を治療点としている。

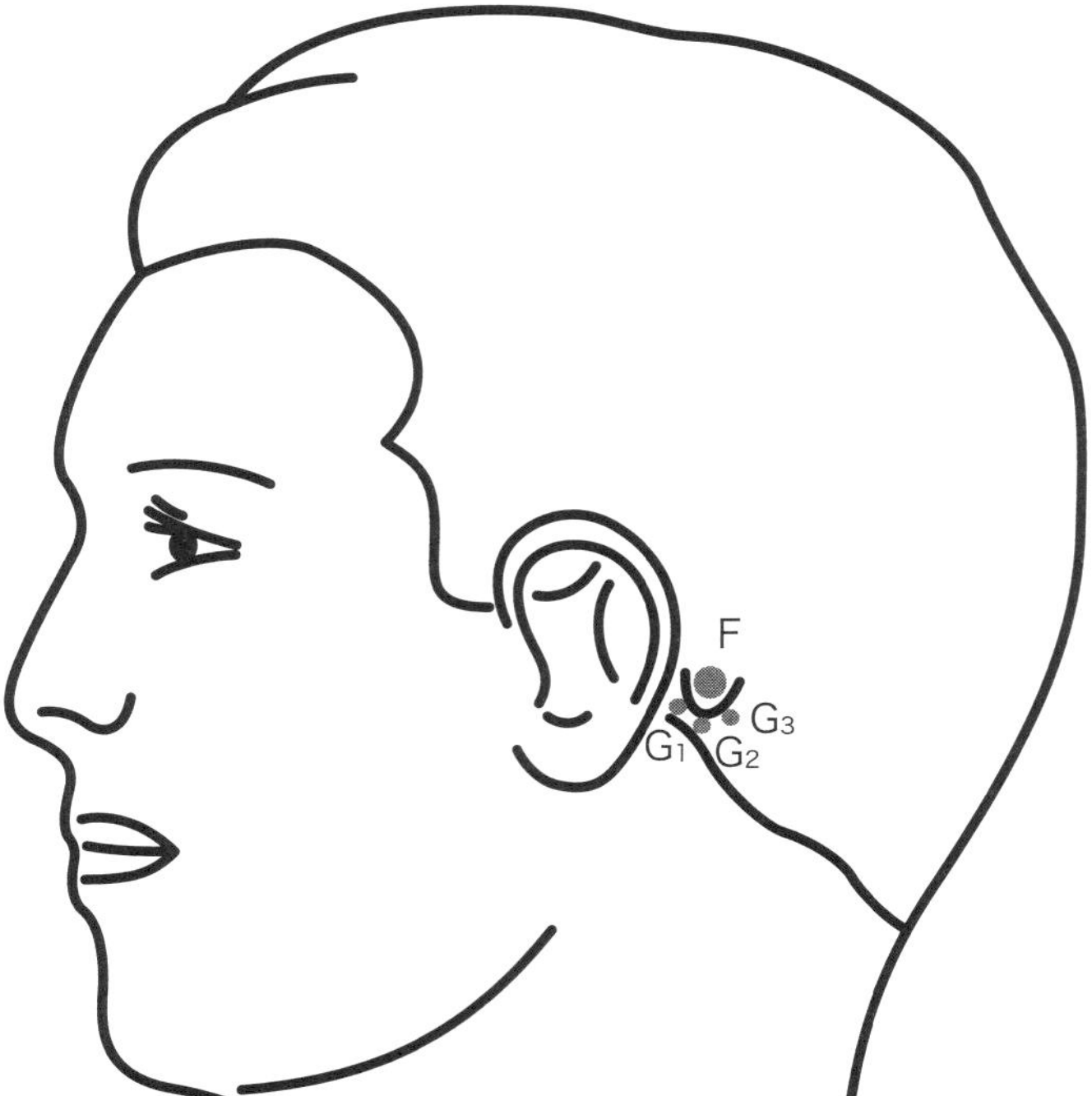

図7　基本F点、G点

⑧基本H点＝下肢、特に膝

［適応疾患］

上記基本点にて改善乏しいときプラスします。膝痛でD、G点で改善乏しいとき使用される。

［位置］

B点より1センチメートル上に位置する。下肢、腰に障害があれば硬い隆起として見られることが多い（図8）。

⑨基本I点＝頭部から下肢まですべて

［適応疾患］

I点は近年非常に進化し、図のようなシェーマの治療点が確立されている。それに伴い、I点はIソマトトープ（点ではなく体性局在）と呼

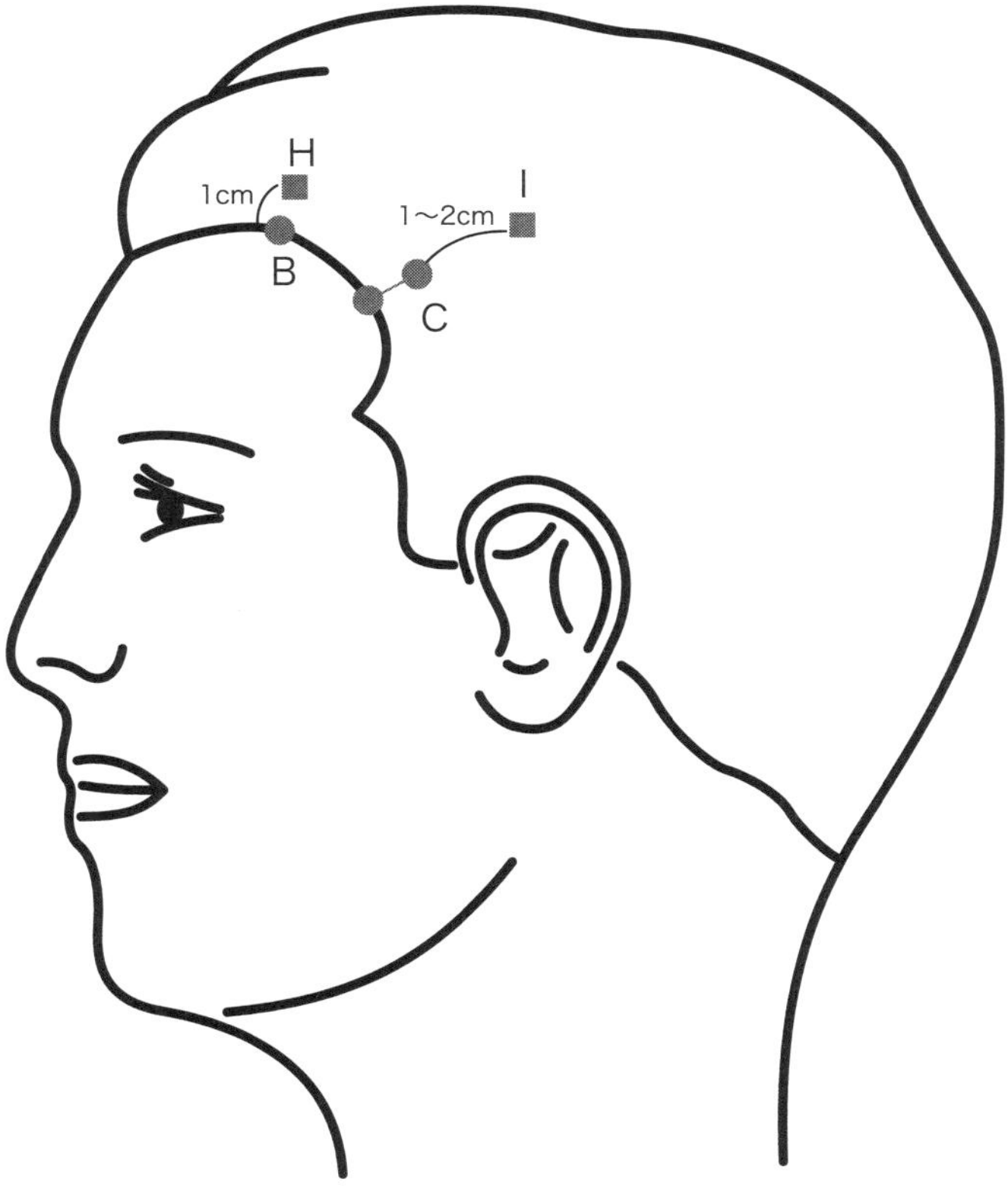

図8　基本H点、I点

ばれるようになっている。

［位置］
耳を中心に前後に図示したようなシェーマが確立されている。

3　四感覚点

ＹＮＳＡ感覚点には以下の４点があります。

①眼点、②鼻点、③口点、④耳点

各点はその名称が示す感覚器官に対応し、それぞれの機能不全の治療に用いられます。

それぞれの感覚点は、面白いことに本来の解剖学的場所と同様、つまり上から、眼、鼻、口の順で並び、耳は少し位置が外れるというような並びとなっています。これもＹＮＳＡの特徴で、臨床に用いる場合、非常に覚えやすくなっています（図９）。

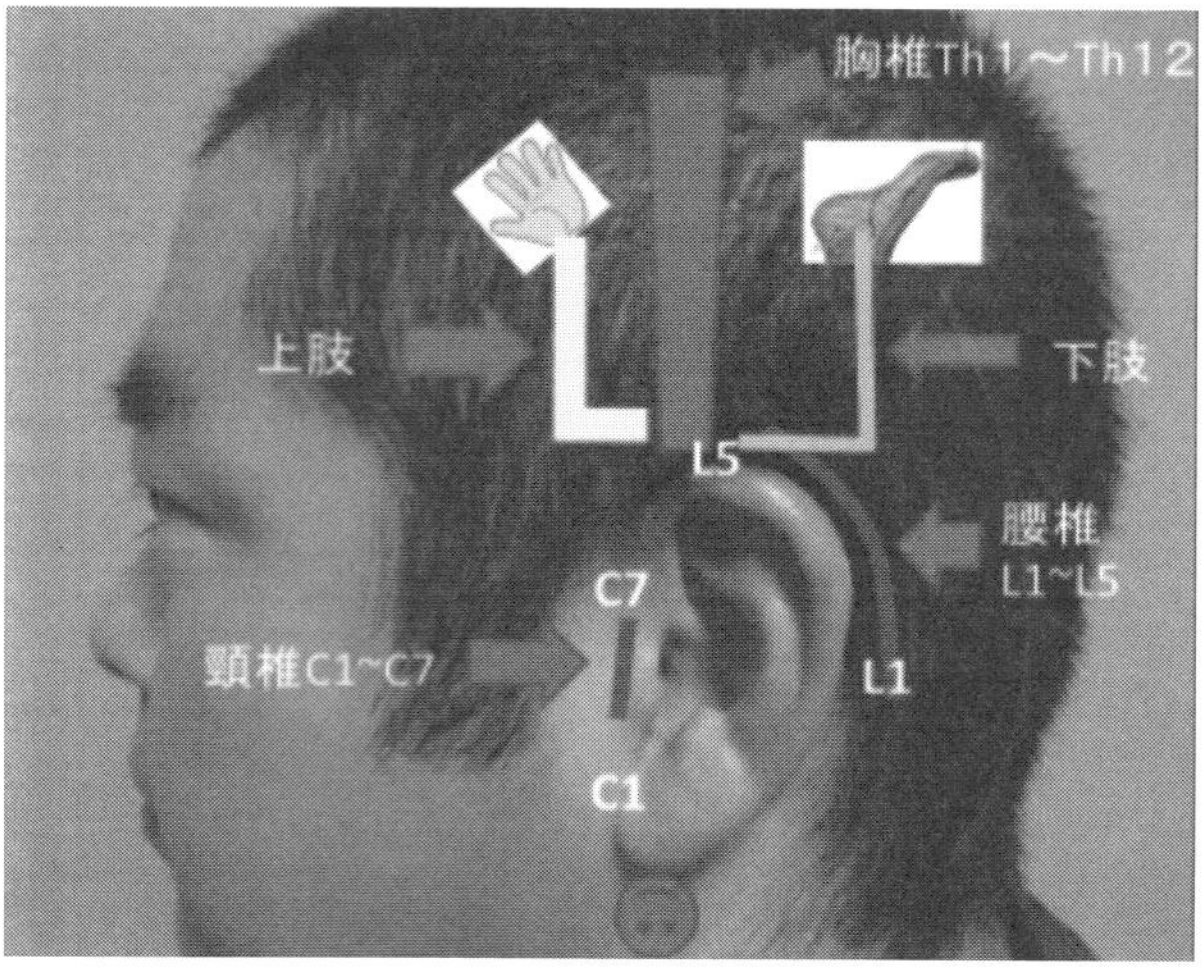

Ｉソマトトープ

［位置］

①眼点、②鼻点、③口点は基本A点の最も下から約1センチメートル間隔で垂直に並んでおり、正中から1センチメートルの位置に両側に存在する。④耳点のみ少し特異的で、C点の最も下からさらに1・5センチメートル離れた位置に存在する。

感覚点で治療可能なものに以下のようなものがあります。

①**眼点**：眼に関するすべての症状、例えば視力障害、緑内障、眼精疲労、シェーグレン症候群など、眼疾患すべて。

②**鼻点**：鼻に関するすべての症状、例えばアレルギー症状、鼻炎、副鼻腔炎、鼻閉など鼻

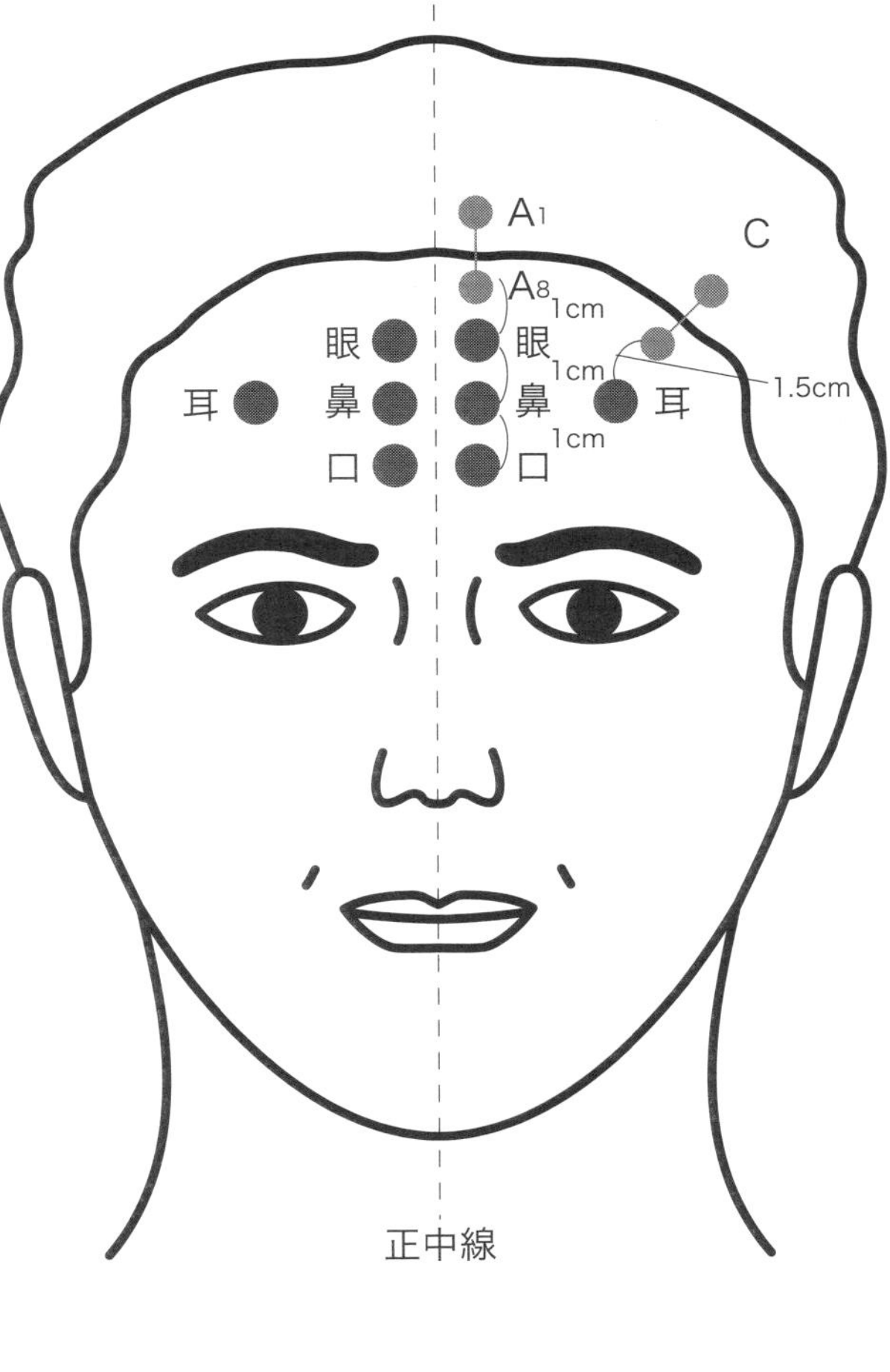

図9　感覚点

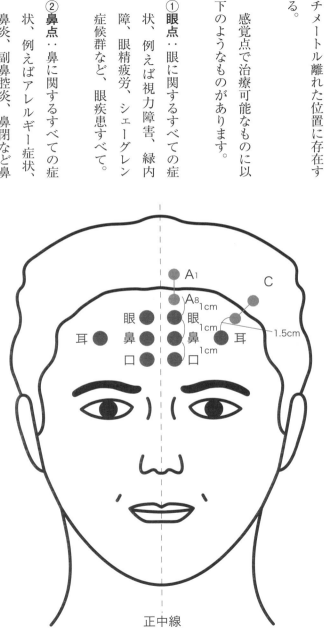

疾患すべて。

③**口点**：口に関するすべての症状、例えば口内炎、口唇ヘルペス、歯痛、味覚障害など口疾患すべて。

④**耳点**：耳に関するすべての症状、例えば耳鳴り、めまいなど耳疾患すべて。ただし、耳鳴りは複雑な要素が絡んでいることが多いため、感覚点（耳点）のみではなく、これに耳鳴り点（1〜3）など（図10）を加えて治療することが多い。

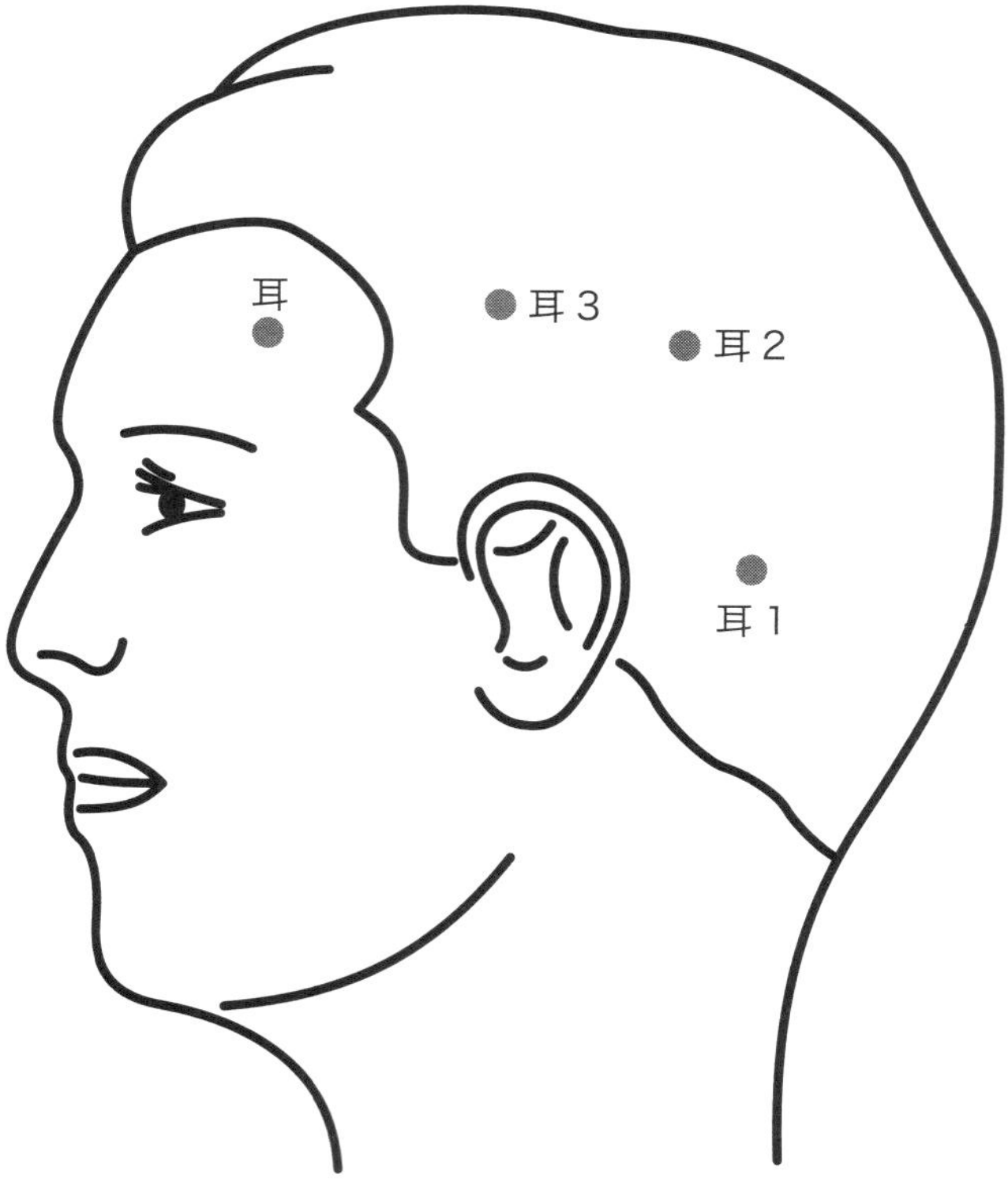

図10 耳不随点

4　三脳点

脳点の種類としては以下の3点です。

①大脳点
②小脳点
③脳幹点

大脳点、小脳点は、基本A点の最も上方（A1）から頭頂部へと続く線上、つまり正中1センチメートル、髪際から2センチメートル前後の位置に大脳、さらにその上1センチメートル前後の位置に小脳が存在。

脳幹点は1点のみで、左右の

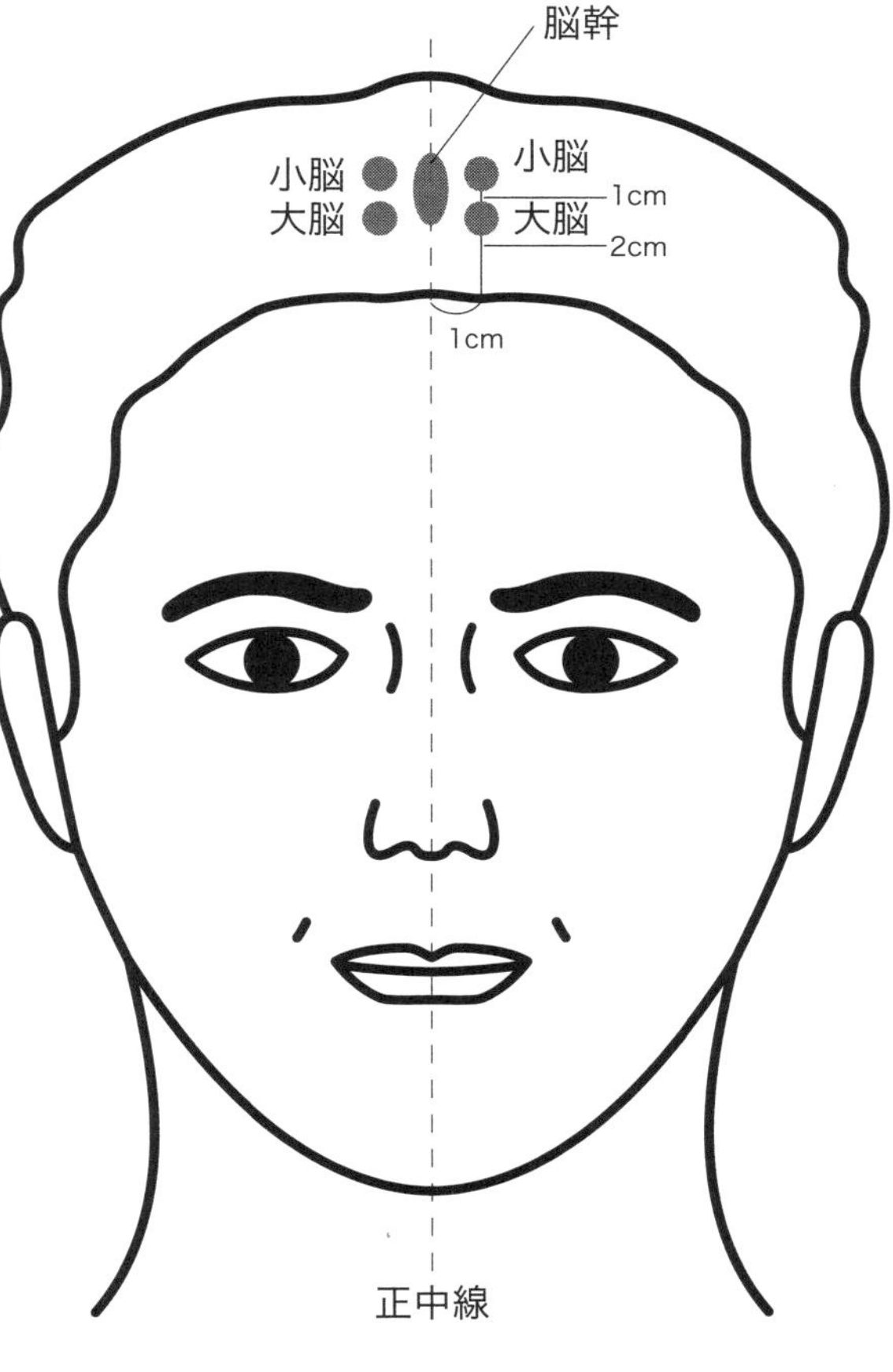

図11　脳点

大脳点、小脳点の間の正中線上にあり、細長い形状をしている（図11）。ただし、近年は複雑な社会情勢の影響なのか、脳点も非常に複雑になっており、点ではなく面としてとらえなければ対応出来ない事が多くなっている。

脳点の適応

三種類の脳点は、多くの神経学的な疾患や障害の治療に用いられます。

例えば、脳梗塞等、脳卒中における片麻痺、対麻痺では、大脳点が中心になります。

この場合、右脳は左を、左脳は右を支配するため、右片麻痺がある場合、左の大脳点を刺鍼することが基本になります。

その他、パーキンソン病、多発性硬化症、アルツハイマー型痴呆、てんかん、不眠症なども脳点が使用される代表疾患となります。

ただし、これだけではなく、脳点は一見脳は関係ないのではと思われる慢性疼痛や、その他慢性的な経過をたどるすべての慢性疾患も適応になります。

では、なぜ、慢性疾患に脳点が必要なのでしょうか。

実は脳細胞には「長期増強作用（使えば使うほど神経細胞は強化されるという性質）」があります。慢性疼痛の場合、脳は痛みを長期間感じ続けたために長期増強作用が起こり「痛み過敏脳」になっていると考えられます。

つまり慢性疼痛の場合は、「痛み過敏脳」になった状態を治療することが非常に重要となるのです。そのためこの脳点は、単純に中枢疾患だけでなく、多くの慢性の経過をたどる疾患においても治療が必要になる部位となります。

脳点治療における注意点：脳点を治療に用いる場合、特に中枢性疾患においては慎重さが必要です。「もう少し、もう少し」とやり過ぎると治療効果がゼロ（もしくはマイナス）になることがあります。一本ごとに丁寧に診断を行いながら６０～８０点でＯＫとする気持ちでまずは行ってみてください。

5　YNSA技術解説【初級編】のまとめ

再度、初級編に記載した三治療点についてまとめます。

・**九基本点**：麻痺などの運動神経障害の治療、運動器の障害および疼痛、腫脹、椎間板ヘルニアなど病理学的変化をきたした疾患にも適応。そのほか、内臓障害にも用いられることがある。

・**四感覚点**：感覚器官の疼痛、機能障害、アレルギーの治療に用いられる。

・**三脳点**：中枢神経疾患などの治療に用いられる。

以上合計16点（脳幹以外左右対称を考えれば31点）の適応は記載されている以上、様々あると考えられます。それらは、脳神経外科、神経内科、眼科、耳鼻科など専門医の臨床経験を通じ、今後さらに報告があることを期待しています。

初級編のYNSAの治療で十分な効果が得られない場合は、さらに中級編、上級編の治療を考慮してください。

6　なぜ、YNSAにおいて、脊椎、脳が基礎治療となるのか

今回の初級編で出てきた、基本点におけるA点（頸椎）、D点（腰椎）、E点（胸椎）、及び脳点は、YNSAの治療において、基礎治療として必ず最初にチェックされる部位です。これは、腰痛や首の痛みなど整形外科的疾患だけではなく、耳鳴りやうつ病などの整形外科以外の疾患であっても、必ずチェックされます。では、なぜ、YNSAにおいては、この点を基礎治療として、重要視するのでしょうか。

実は、その答えは「自律神経」にあります。

自律神経とは一言でいえば、「体の自動調整装置」のことです。

私たちがご飯を食べたとき、飲食物を分解し、必要なものを吸収し不要なものを排泄できるのも、心臓に「動け」と指示しなくても私たちの命が尽きるその日まで動き続けてくれるのも、すべて自律神経がもつ自動調節機能のおかげです。

この自律神経は、脳と各臓器を「交感神経」と「副交感神経」という2本のケーブルを用いて24時間３６５日休むことなく私たちの体をコントロールしています。

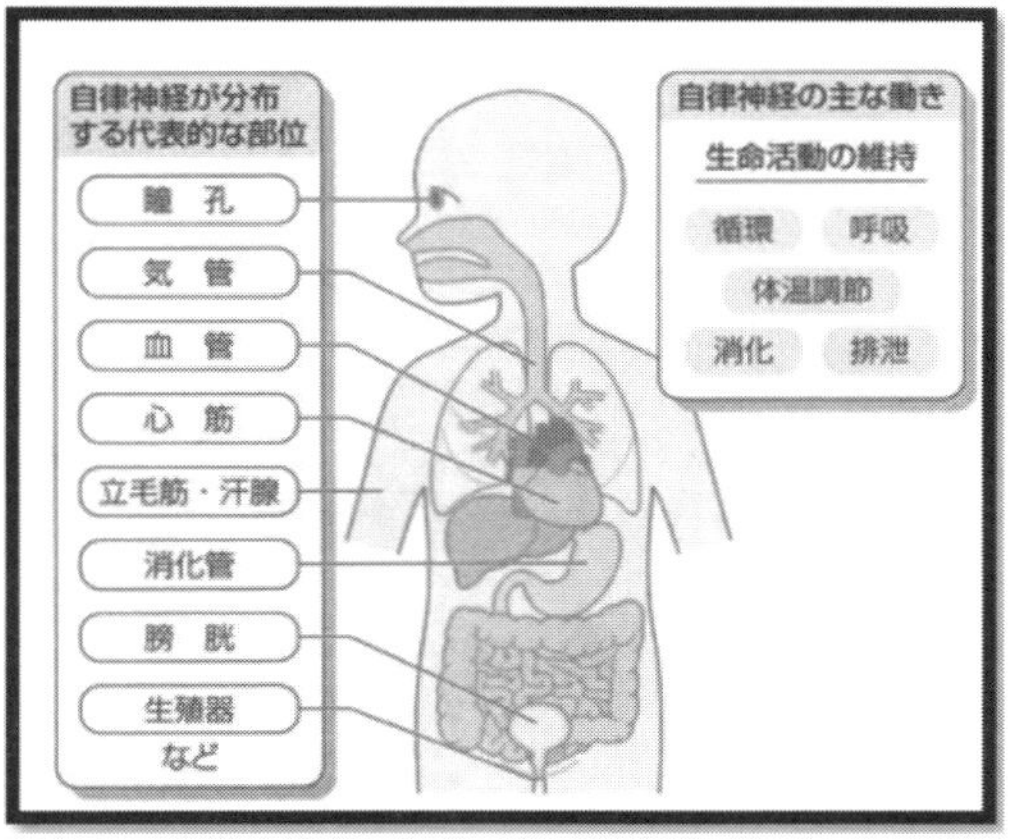

出典：病気が見える vol.7 脳・神経 第1版 MEDIC MEDIA p.202 より

自律神経が分布する場所
および主な働き

胃腸運動・心血管系の管理はもちろん、呼吸、尿便の排泄、排卵や月経といった私たちに必要不可欠な生殖、代謝、内分泌などの様々な仕事も自動で行い続けてくれています。

ただし、これほど膨大な量の仕事を緻密に行うシステムであるがゆえに、自律神経は外的要因に対しての抵抗力が弱く、狂いが生じやすいシステムということもできます。

特に、自律神経は「ストレス」に非常に弱いです。

一般的に自律神経は、運動など体を活発に動かしている時や、怒り、恐れ、不安など感情が高ぶったときは交感神経を、食事や睡眠など、体をリラックスさせているときや、安らぎや安心など感情が落ち着いているときには副交感神経を主に働かせながら、バランスを取って活動しています。

しかし、ストレスが体にかかり続けると、緊張や不安、怖れといった感情が誘発されて交感神経を常に刺激します。交感神経優位な状態が継続し続けると、身体は非常に活動した状態（心臓ドキドキ、呼吸ハーハー、筋肉緊張）が作り出され、徐々に自律神経システムはコントロールを失ってしまいます。そして最終的には自律神経の破たんを招き、場合によっては心身症の発病からうつ病など精神システムの破壊まで引き

交感神経系と副交換神経系

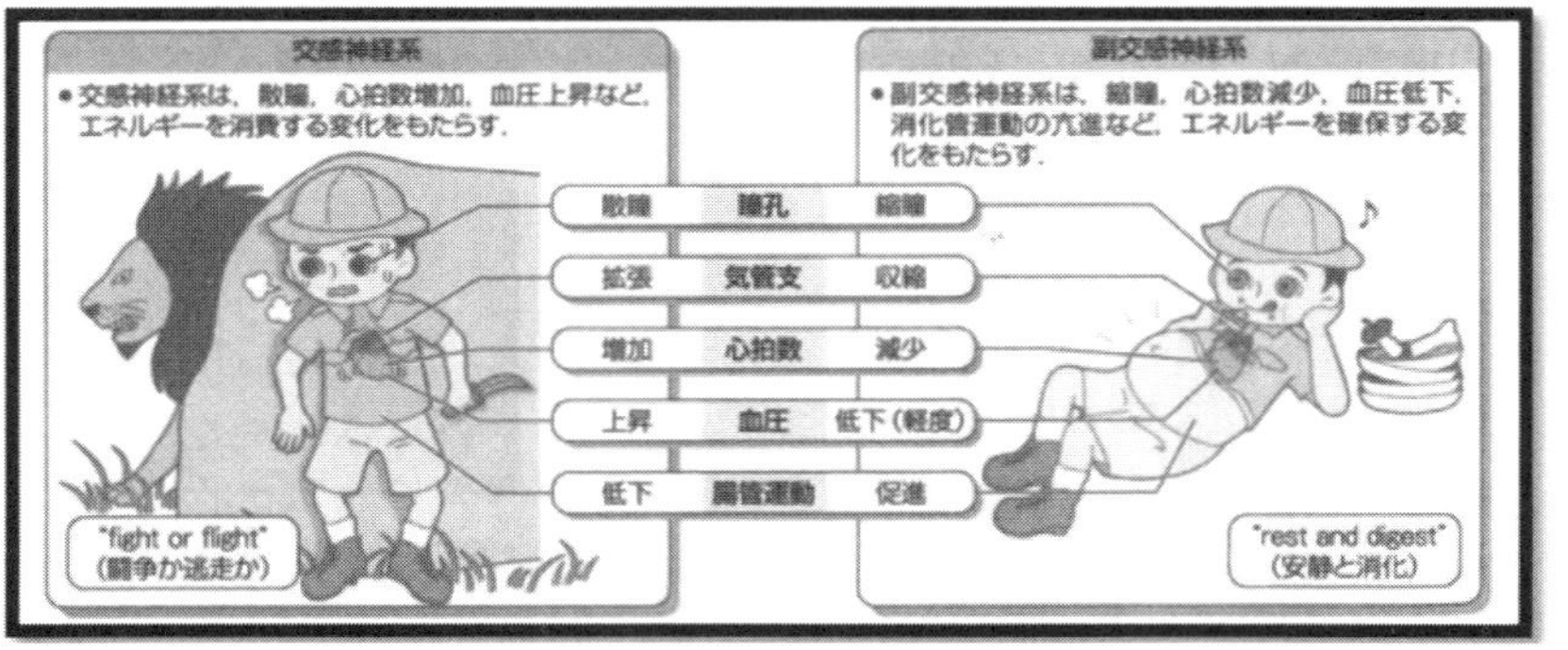

出典：病気が見える vol.7 脳・神経 第1版 MEDIC MEDIA　p.202 より

起こしてしまうのです。

ＹＮＳＡを含めて東洋医学系の治療を希望する人の場合、疾病は慢性化し、苦痛も長期化している場合が多く、さらに複雑な人間関係、厳しいノルマや出世争いなど、ストレスの非常に多い毎日を過ごしています。これにともない、患者さんの多くは大小の差はあれ自律神経に何らかの影響を受けている事がほとんどです。これまで述べてきたように、自律神経は私たちが生きる上で最も大切な生命維持システムです。つまりどんな疾患であれ、このシステムエラーの訂正がなければ、治癒に導くことが出来ないのです。

これらを考慮し、ＹＮＳＡにおいてはどんな疾患でも、この「自律神経の診断、治療」を「基礎治療」と定義し、最初に行う治療部位と考えています。

なお、脊椎、脳が自律神経の治療点となる理由は、これらの部位が解剖学的に自律神経系所属器官に相当するからです。

解剖学的な自律神経所属機関は、末梢性の交感神経・副交感神経、中枢性の脳（主に前脳・脳幹）が中心となります。

これらを解剖学的にとらえてＹＮＳＡで比較してみると、次頁のように一致します。

・交感神経・副交感神経＝脊椎

・前脳・脳幹＝脳

つまり自律神経としての交感神経・副交感神経・脳は、ＹＮＳＡにおいては脊椎・脳となるのです。

よってＹＮＳＡでは主訴、疾患名にかかわらず、必ず基礎治療として自律神経を改善させるために、脊椎・脳を最優先治療として行うようになっています。

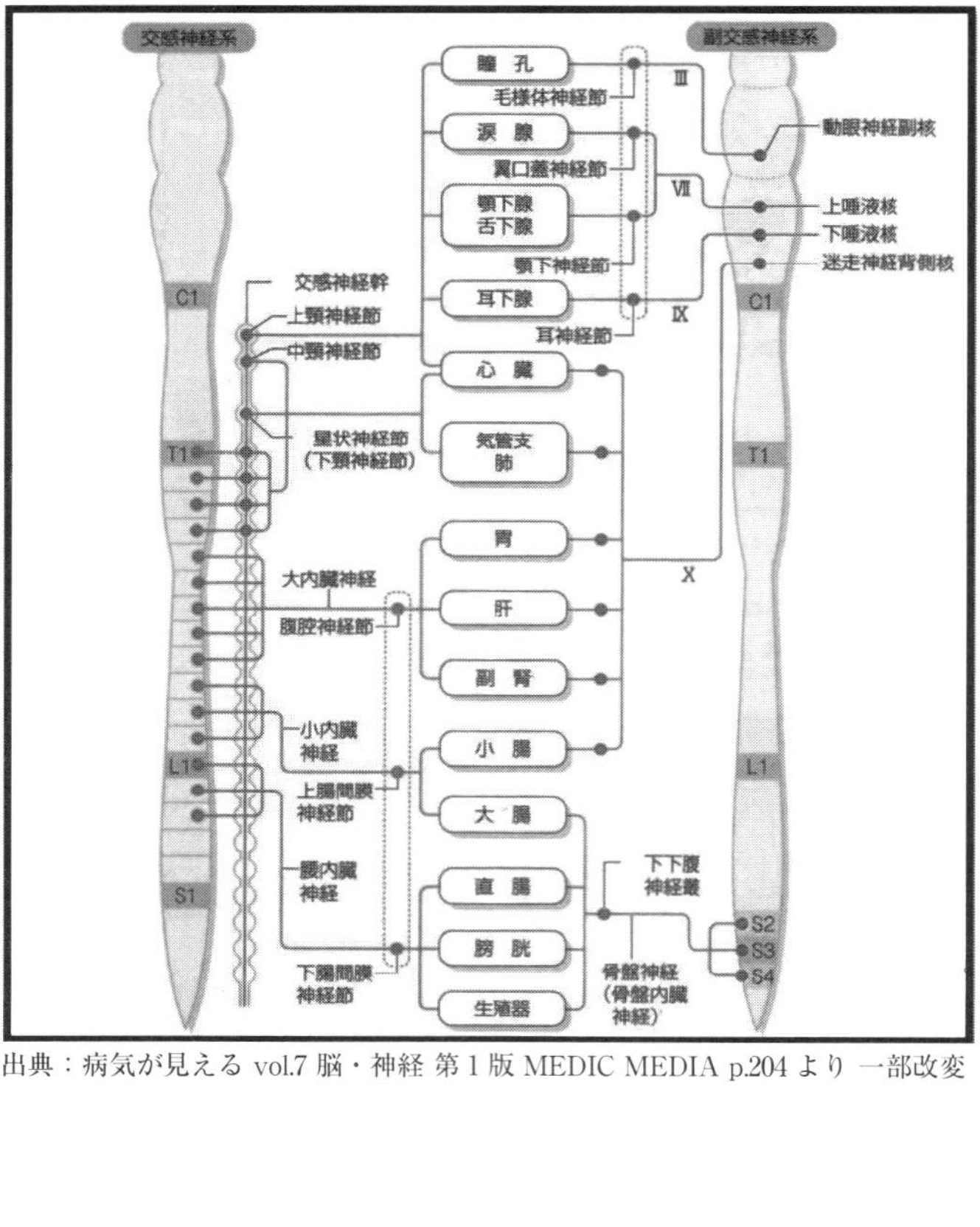

出典：病気が見える vol.7 脳・神経 第1版 MEDIC MEDIA p.204より 一部改変

7　治療の実際

①ツボの見つけ方

治療する部位のおおよその見当がついたら、親指の爪先を立てて触診し、ＹＮＳＡのツボを探していきます。

治療を必要とするツボは、明らかな変化が認められます。肉眼で認められる徴候としては発赤、脱落、腫脹などです。

ただし、髪の毛の関係もあり、触診が中心となります。最も多いのはビーズのような塊（3～5ミリメートル）として頭皮の下に触診される変化です。このパターンが最も多く、これ以外には凹凸として感じられたり、ビーズが数珠のように連なっていたりする変化も時折見られます。ツボを見つける技術の習得には多少の実地訓練が必要ですが、経験を積めば、容易に、速く、正確に行えるようになります。

そしてこの発見を手助けしてくれるのは、実は患者さんです。必要なツボを触知しますと、その周囲の触診とは違い、痛みや不快感を訴えます。

よって、患者さんの助けを借りながら、最も痛みがある部位を探索し

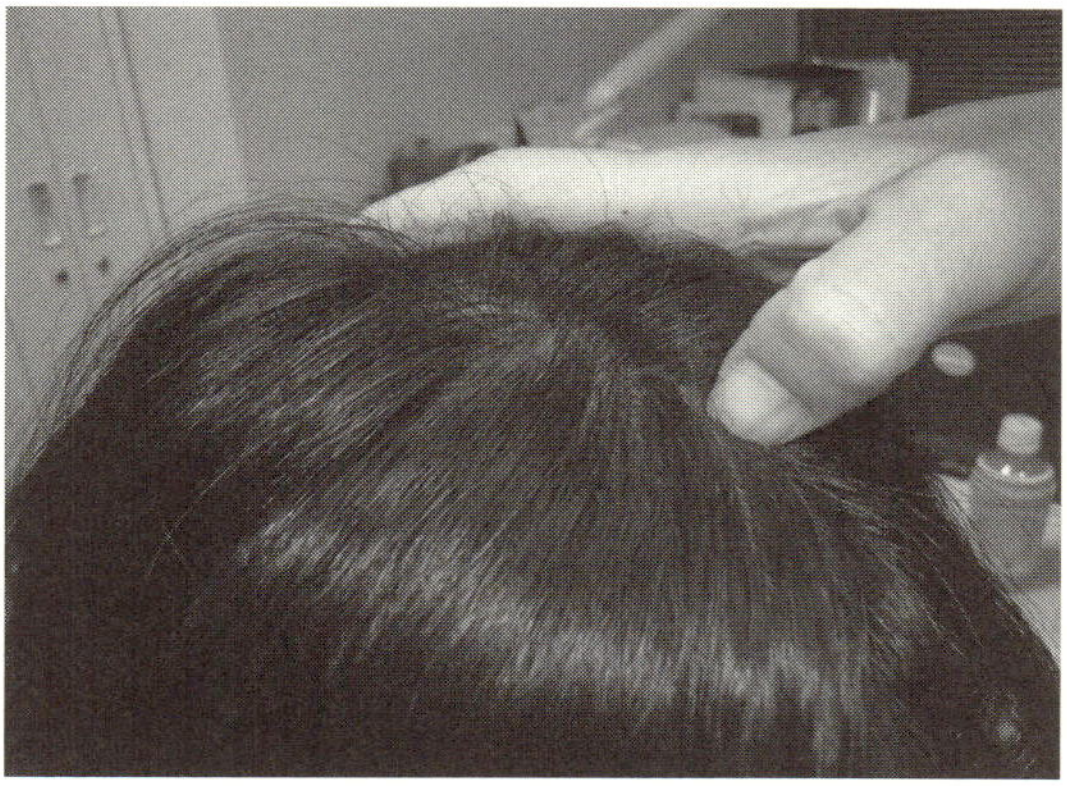

親指の爪先を立てて触診

刺鍼していきます。

②刺鍼方法

触診しているツボに親指の爪を置き、もう一方の手（親指と人差し指で鍼を持つ）でそのツボをめがけて鍼を刺します。この場合、ツボの5～10ミリメートル手前より30～45度くらいの角度で刺鍼します。これは、ツボにより深さが違うため進入角度は30～45度くらいの差がついています。

しかし、この進入角度や、進入部位が大事なのではなく、重要なのは鍼が正確にツボを貫通することです。

ツボにめがけて鍼を挿入し、先に進めていきますと、正確な点に達すれば、患者はそれを感じ「ズバッときた」、「痛い」、などの言葉で表現します。

ある程度経験を積めば、治療師も、鍼が正確に点を貫いたとき、小さな空洞を刺したような感覚を得られるようになります。

この感覚ですが、最も多いのは、ラップやビニールを鍼で貫通するような感覚です。しかし、慢性疾患においては、鍼は、砂の塊に到達したように感じられることもあります。これは、経験を積んでいくしかない

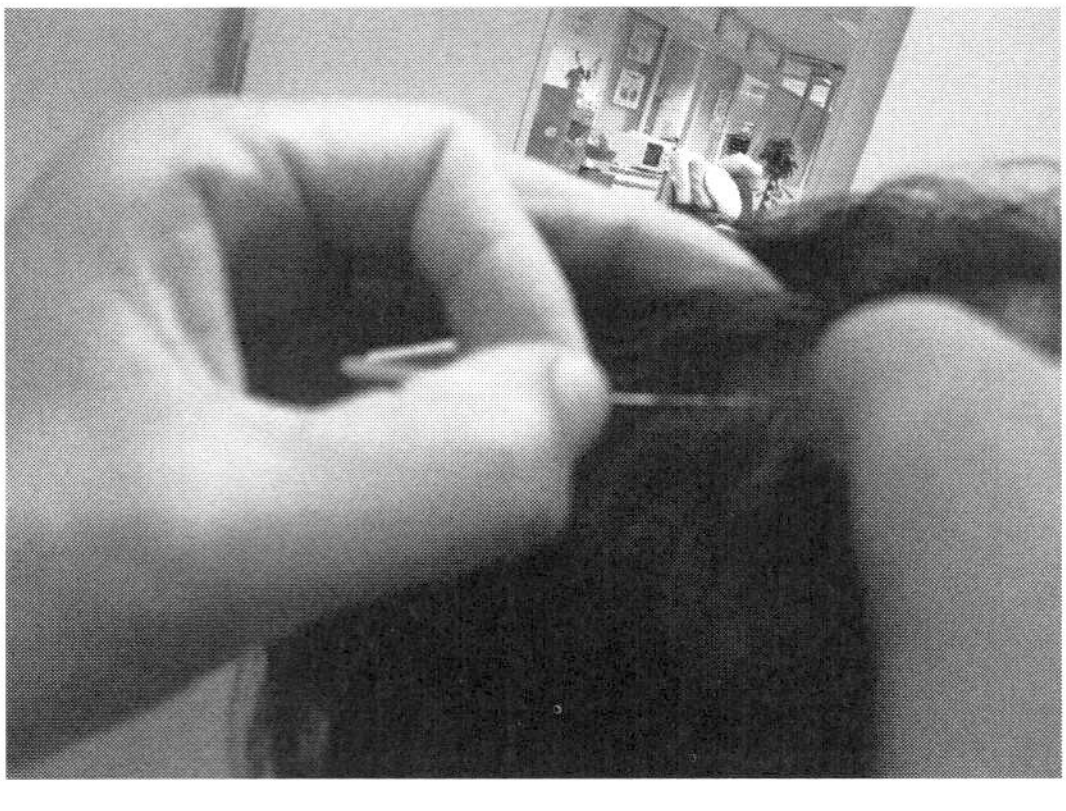

刺鍼方法

と思います。

ただ、基本的に、きちんとツボに到達すれば、診断点の変化や何らかの好転反応が見られるはずです。これがまったく見られない場合は、正確に刺鍼できていない可能性が高いです。

その場合、鍼を完全に引き抜かず、数ミリメートル単位で抜き差しを行い、正確にツボを貫通できるように軌道修正してください。

③鍼の種類

鍼の種類はそれほど問題ではないです。私は、山元先生が通常利用する「五番のステンレス鍼（0・25×40ミリメートル）——使い捨てタイプ」を使用しています。ただし、必ずこの太さでないといけない事はなく、要はツボをしっかり刺鍼できればどの太さでも問題ありません。ご自分のやりやすいものを使ってください。

④治療回数と期間

治療回数と期間は患者の経過によりまったく異なります。急性期の場合は短期間、少数回の治療で十分であることが多いです。ただし、慢性になりますと、長期治療を要する場合も多くなります。手技そのものは

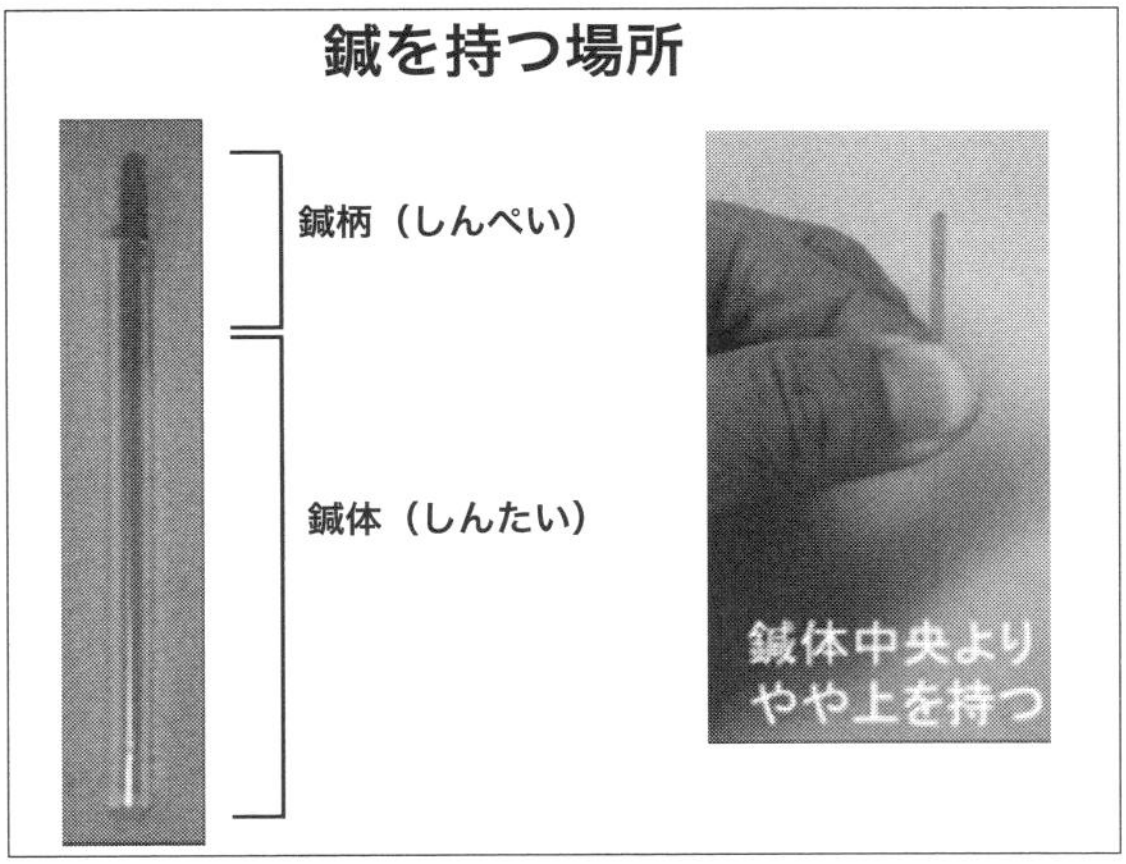

一人15分前後、しかし、その後、置鍼したまま30分程度待合室で待っていただかねばなりません。なお置鍼時間は長い方がよいので、可能ならさらに長時間の置鍼を推奨します。

次に、鍼の数ですが、少なければ少ないほどよいです。「さらに治療効果を」と欲張ると、かえって刺激が強すぎ、効果が減弱する場合があるので注意してください。通常診療では10本から15本程度刺鍼することが最も多いです。

⑤鍼以外の刺激について

ＹＮＳＡはツボを刺激出来るのなら、どのような治療であっても効果を発揮します。よって徒手のマッサージ、道具を使っての指圧、レーザー治療、注射なども有効です。

ただし、これまでの経験から鍼の刺激がもっとも効果が高いため、一般的には、鍼を使用しています。

⑥治療についてのまとめ

例えば、抗インフルエンザ薬は発症後48時間以内に内服しなければ効果はほとんどありません。

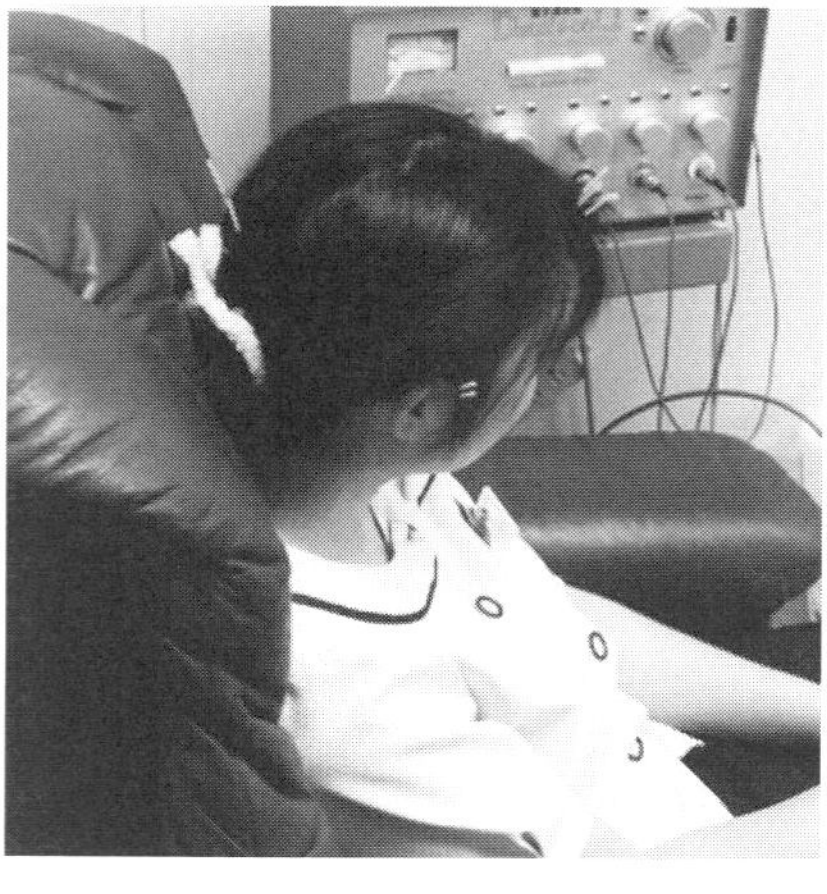

置鍼中の画像

しかしＹＮＳＡにおいては、障害の持続時間、障害の程度は治療にあたり問題になりません。いつ、いかなるときでも諦めることなく、その疾患と戦うことができます。

ただし、ＹＮＳＡを施行するにあたり、効果が得られない場合も見られるでしょう。その場合、まず、正しい位置に刺鍼できているかを再チェックしてください。前記しましたが数ミリメートルの誤差で大きな違いを生じます。よって引き抜かず、数ミリメートル単位で鍼を移動してみてください。

また、何度も述べましたが、「確実な診断」が行えているかも、再確認してください。何らかの疑問があれば速やかに、臨床検査、血液検査、画像診断、心電図検査なども行ってください。

なお、ＹＮＳＡはどのような治療とも併用可能です。よって現在の治療を継続しながらいつでも行うことができます。

⑦注意

特に、初回の鍼治療において、恐怖心や、過緊張、鍼の痛みなどによる様々な刺激で、めまいや失神といった強い反応を起こすことがまれにあります。このような場合、直ちに抜鍼して患者を寝かせ、足を挙上させることが大事となります。

これでほとんどの場合解決しますが、必要があれば、医療機関へすみやかに移送を行ってください。

禁忌：高熱の患者さん、極度の衰弱がある患者さん、鍼を刺す部位に感染の危険がある患者さんに対してのみ禁忌となります。そのほかは基本的にどのような治療とも併用可能です。

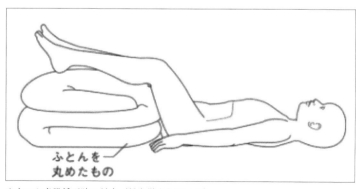

めまいや意識低下時の対応（足を挙上している）

V章　YNSA 技術解説［治療点中級編］

中級編

いよいよ中級編に入ります。これからは、説明が少し複雑になってきます。

本書は性質上、ＹＮＳＡの紹介、導入が目的です。よって、これからの章は、できるだけ簡素化し、医療従事者にも、一般の方にもご理解いただけるように、最低限のことのみ記載したいと思います。

医療従事者の実践には、少し物足りないものとなります。よって実践でＹＮＳＡを行おうとされる先生には、前述した山元敏勝先生が書かれた実践書、『山元式新頭針療法　ＹＮＳＡ』をぜひご参照いただきたいと思います。

1　十二内臓点

十二内臓点は、側頭部域、および、正中線の両側1センチメートルから頭頂部までの約12センチメートルに密集しています（図12、13）。

内臓点の機能は、基本点に比べると複雑で、これを修得するためには、東洋医学の理論についての知識と理解も必要となります。ただ東洋医学の非常に深い知識までは要求しません（もちろん理解しているに越したことはありませんが）。

基本的に十二経絡の大まかな走行（簡単な経絡図か経絡模型が卓上にあれば十分です）と、各臓器の大まかな働きを知っていればよいです。よっ

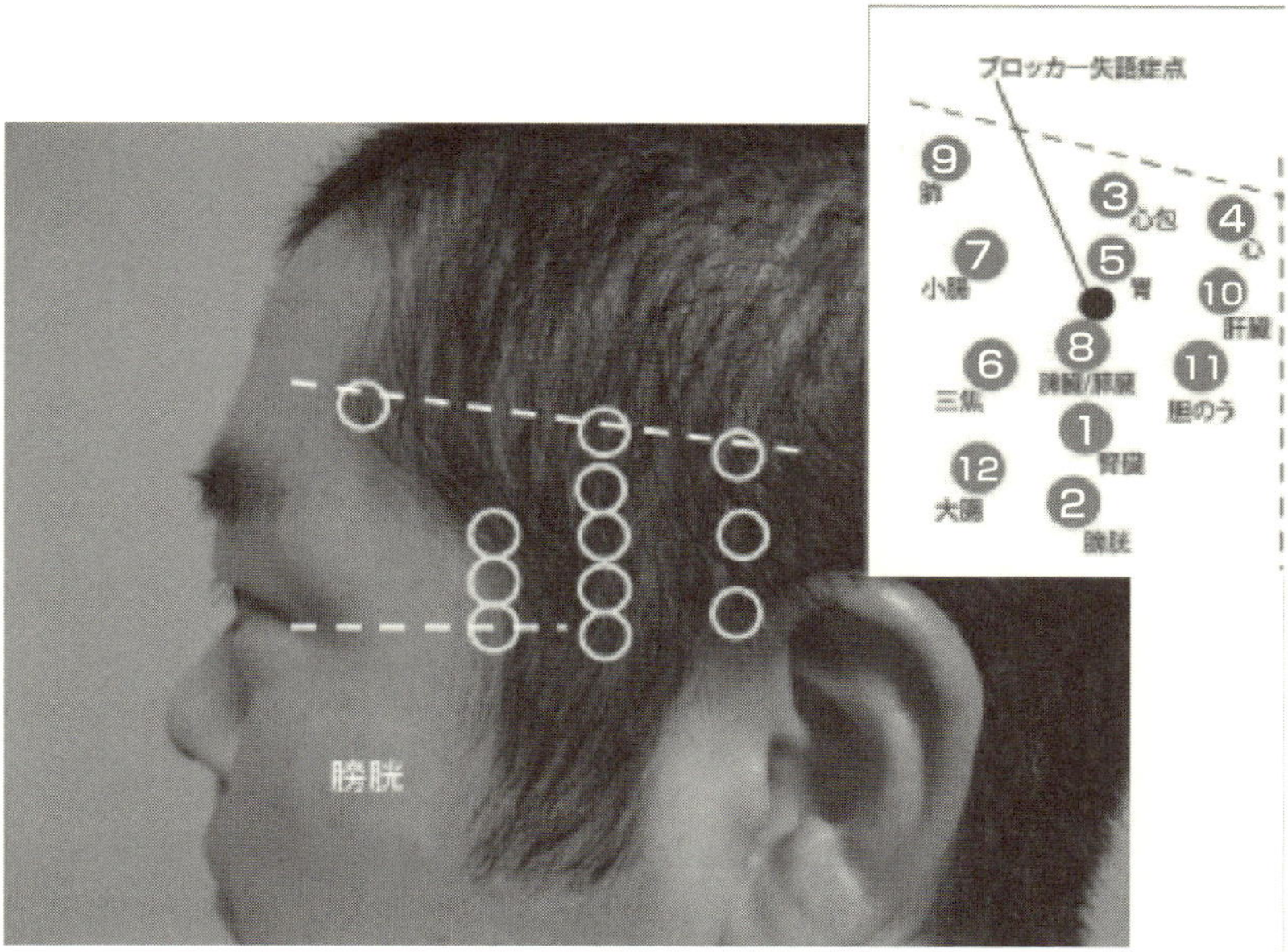

図12　十二内臓点（側頭部）

1）腎	4）心	7）小腸	10）肝
2）膀胱	5）胃	8）脾／膵	11）胆
3）心包	6）三焦	9）肺	12）大腸

て、東洋医学に接したことのない先生も楽な気持ちですすめてください。

なお、この内臓点の治療を効果的に正確に行うためには、「首診」を行うことが必須となります。

初級編のみで解決しない根深い痛みから、内臓的障害、精神が関与する問題などは、常に「十二内臓点」を用いて治療していくため、より複雑な症状になればなるほど、どうしてもこの「十二内臓点」および「首診」の知識と技術が必要となってくるのです。

例えば、慢性の「肩こり」では、初級編の基本点のみで解決できそうですが、実はストレスなどが大きく起因している場合もよくあります。この場合は十二内臓点を上手に使わなければ解決しません。特に、近年は人間関係、社会構造が複雑になり、ストレスなどが

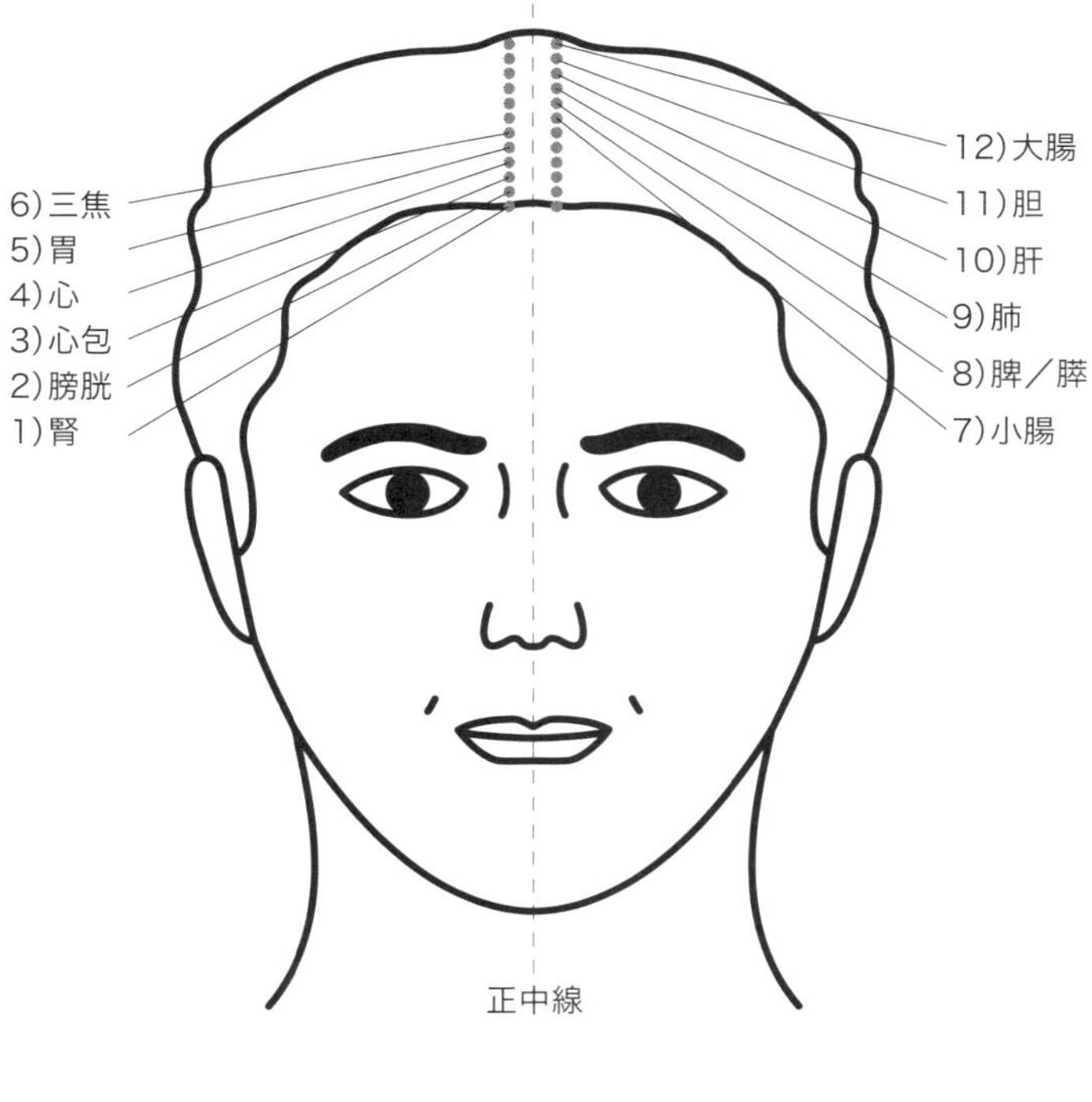

図13　十二内臓点（正中線沿い）

関与するケースが非常に増え、痛みの原因ですらより複雑になっています。

つまり、慢性および病状が複雑になればなるほど「十二内臓点」抜きには治癒に導くことは困難なのです。

そして、この内臓点治療の成否は、東洋医学の知識もさることながら、ＹＮＳＡ首診法に大きく依存しているため、首診法も同時にマスターすることが必須となります。

①十二内臓点とは

東洋医学では内臓を、その性質と機能の上から、肝、心、脾、肺、腎、心包の六つの臓と胆、小腸、胃、大腸、膀胱、三焦の六つの腑に分類しています。

これは西洋医学で考えるような「解剖学的に実証された臓器」ではなく、むしろ「体内の臓腑が体外に表現するさまざまな現象」と考えます。つまり臓器をそれぞれ独立したものではなく、有機的総合体として考えるのです。これが「西洋医学は部分を見て東洋医学は全体を見る」といわれる由縁です。

ただし、ＹＮＳＡは十二内臓点を完全に東洋医学的視点からのみ考えているわけではなく、必要に応じ西洋医学の臓器としても捉えています。

例えば、胃腸炎で下痢のとき、ツボ（臓器）として小腸点、大腸点や胃点などを使うことが多いです。ただし、これを「胃腸炎だから大腸、小腸」ではなく、あくまでも首診にて必要点を確認した上で、刺鍼を行います。

よって、「100パーセント東洋医学」、「100パーセント西洋医学」ではなく、どちらの知識も持った上で、首診で確認するという方法を行っています。

ただ、ここで勘違いしてほしくないのは「首診で治療点を確認できるなら知識は必要ないではないか」という短絡的な発想です。

何度も述べますが、首診は難しく、繊細です。この場合、医学的知識がなく、首診のみで判断しようとしますと、まったく的外れなツボを刺鍼することもあります。

よって、「基本的にこの状態では、どの臓器が問題なのか？」を頭で理解し、その上で、首診にて実際その臓器（ツボ）が本当に異常がないかどうかを確認するというプロセスが重要なのです。

以上が、YNSAは「西洋医学の知識を持ち、さらに東洋医学にも精通した医師・歯科医師・鍼灸師に行ってほしい」と考える理由なのです。

②十二内臓点の特徴

さて、内臓点の解説に入る前に、一点だけ大切なことを述べておきます。

東洋医学において、十二経脈の生理活性範囲と病気の反映する部位は基本的に一致していると考えます。よって、経脈から起こる病気と、臓腑の病気が所属経脈に波及して起こる病気の、大きく二つがあるのです。難しいので、私なりに簡単に解釈してみます。

例えば、肺経を見てください（図14）。

これは臍の上方に相当する中焦より始まり、大腸に連絡、胃から肺に入り、咽頭を経由し、上腕内側を通って第一指に出ます。つまりこれが大まかな経絡です。

肺経に異常があった場合、西洋医学的に単純に考えればまず肺の影響で、息切れや咳が起こります。これは理解しやすいです。しかし、これだけではなく、経絡の走行的な疾患にもかかわるのです。例えば、鎖骨上窩の痛みや第一指から通じる腕内側の痛みも、肺経がかかわります。また、心臓近くも通過するため、動悸に肺経が絡んでいる場合もあるのです。

つまり、臓器としての「肺」のみでなく、経絡としての走行も絡んでくるのです。

このことを理解しませんと、「なぜ鎖骨付近の痛みに肺のツボを刺すのか?」が理解できません。

逆に、東洋医学的に困難な知識はおいといて、最低限、この十二経脈の走行さえ知っていれば、後は首診

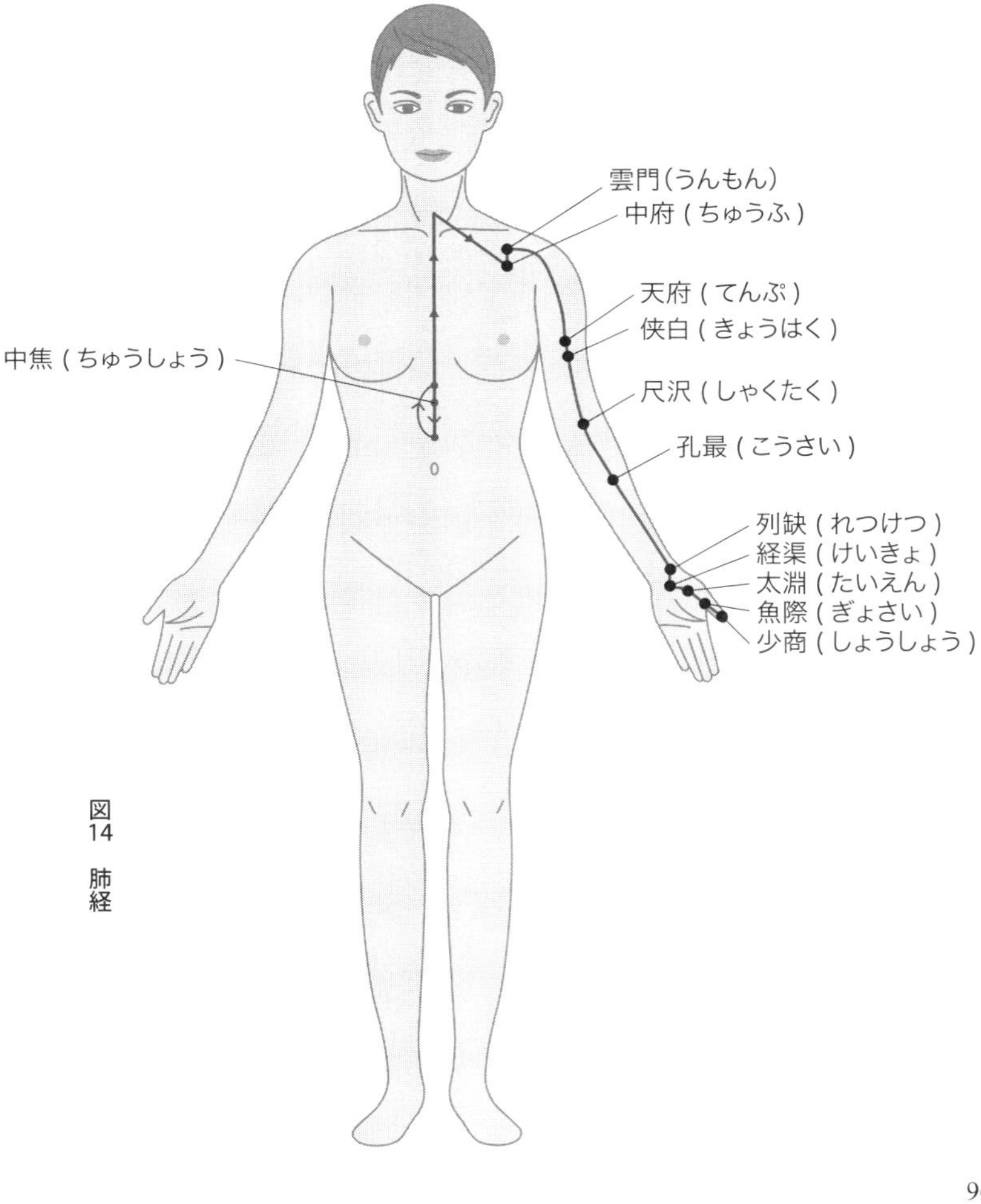

図14 肺経

と西洋医学の知識を足せば、何とか診断、治療を行っていけると考えます。

本書では、基本的な各臓器の役割はお話させていただきますが、難しい、西洋医学的に理解し難いと思われる方は、そこは飛ばして、とにかく大きな十二経絡の流れのみ覚えていただければよいと思います。

③十二内臓点の位置

ここでは十二内臓点の基礎となる部位である側頭部を解説します（図15）。

図からわかるように、十二内臓点は側頭部の比較的小さな領域に、両側性に存在しています。内臓点のサイズ、領域の小ささから、一点ごとの解剖学的位置を正確に記述することは困難です。また頭部の形状が人それぞれ異

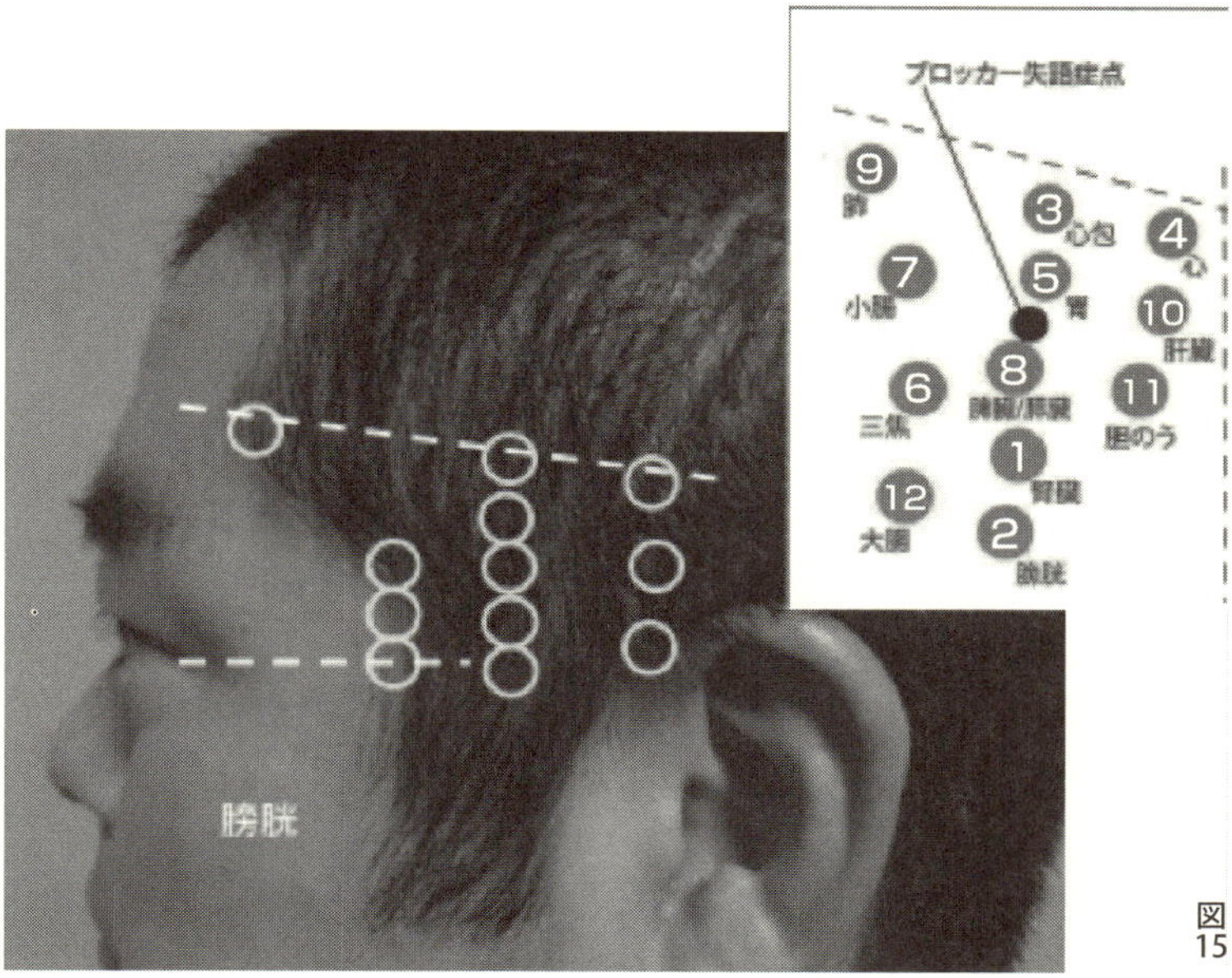

図15　側頭部

1）腎　7）小腸
2）膀胱　8）脾／膵
3）心包　9）肺
4）心　10）肝
5）胃　11）胆
6）三焦　12）大腸

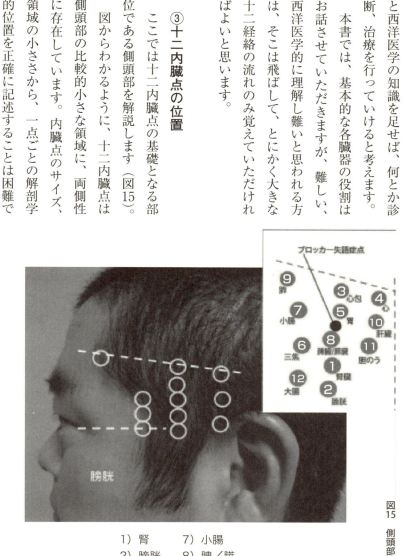

なっていることを考えれば、内臓点の位置も個人差が出ます。修得にはやはり、経験を積み、触診の感覚を通して、位置を学んでいくしかないと思います。

なお、この十二内臓点は陰陽を考えますと、実はさらに詳細に部位が分かれるのですが、そこまで必要になることは実際の臨床上非常に少ないため、ここでは割愛させていただきます。

④十二内臓点の治療適応

内臓点一：腎

腎は東洋医学において「作強の官」と呼ばれ、人体の生命活動を維持するエネルギーとなる「精」を貯蔵し、すべての臓器に必要に応じて随時供給していく、生命活動の源となると考えられている臓器。

また、腎気は骨・髄を生み、脳を養うとされ、その脳は思考を生み、視力、聴力をもつかさどる（図16）。そのほか、腎は二陰（外生殖器、肛門）と水分代謝にも関係を持つ。

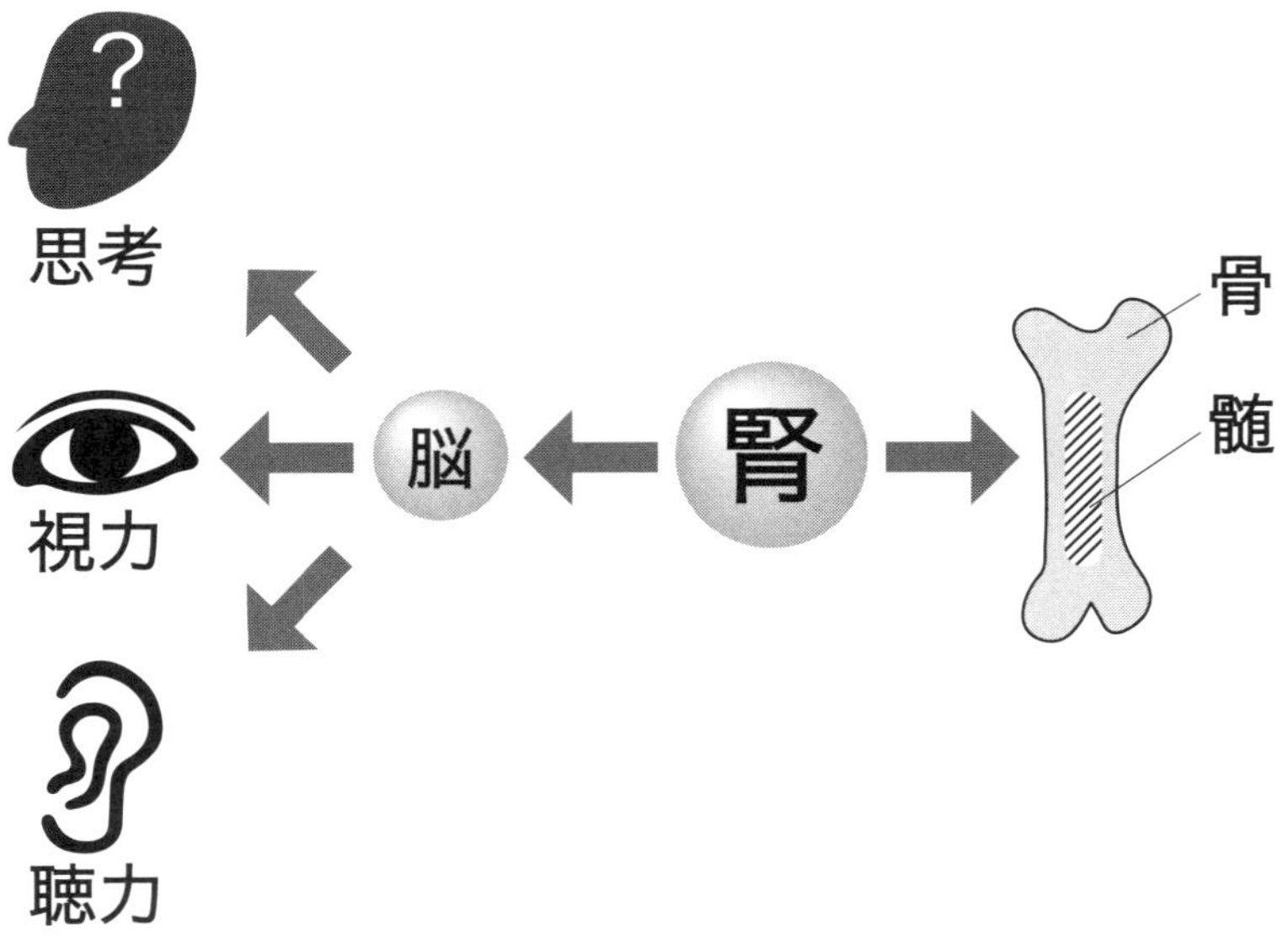

図16　作強の官

以上のように、腎は生命の源であるばかりか、骨や髄、脳、二陰にも関連している。

よって腎気が不足すると、腰はだるくなり、骨は痛み、四肢に力がなくなる。また脳に関連し、思考能力の低下、健忘、めまい、耳鳴り、視力低下、また精力低下や頻尿などが現れる。これは、老化現象に類似し、東洋医学では腎の精がなくなったときが天命と考えられている（図17）。

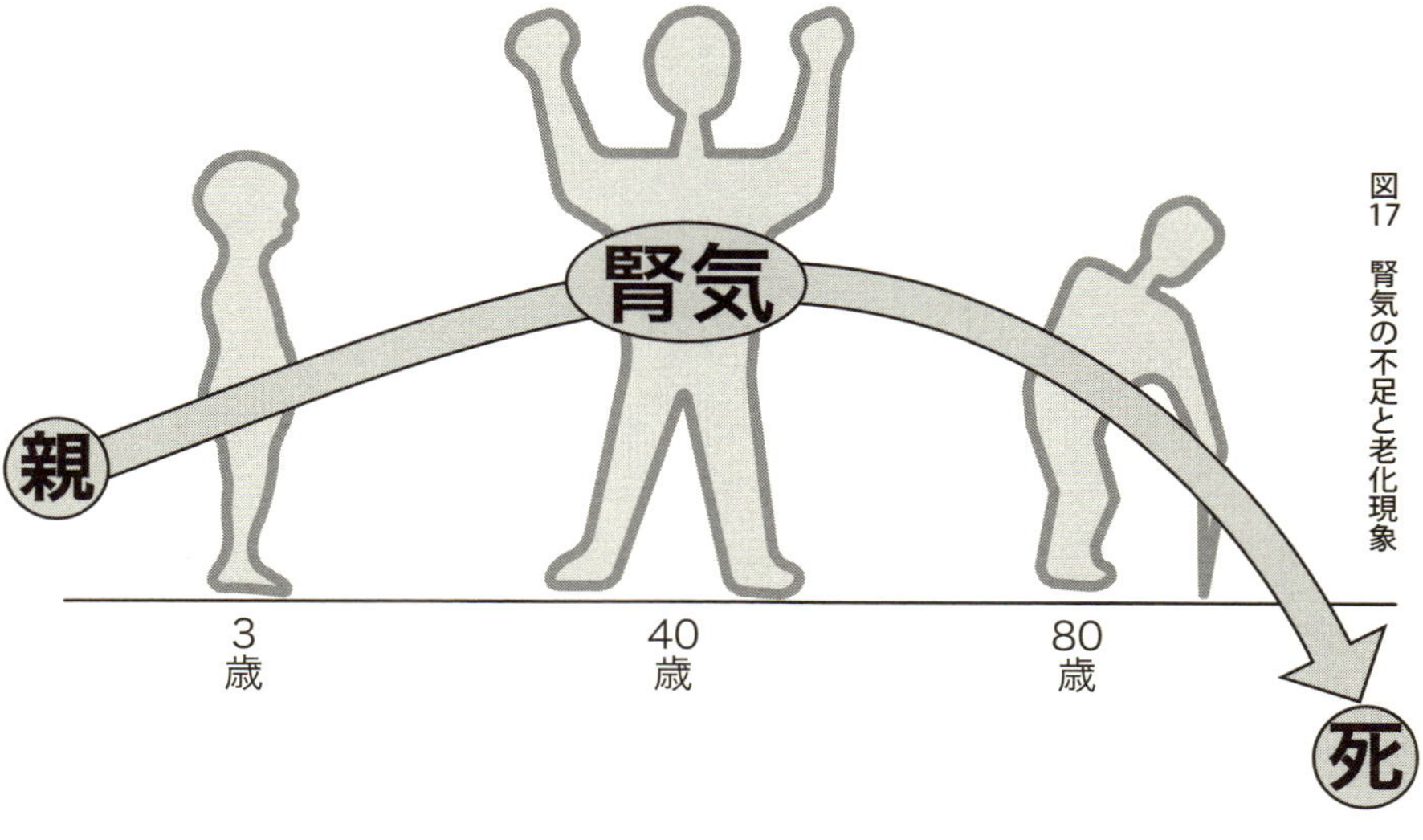

図17　腎気の不足と老化現象

［腎点の使用される疾患］

以前はＹＮＳＡの治療スタートにおける土台としての役割を果たしており頻用されていたが、近年では首診の変遷もあり、使用頻度が大きく低下した。

現在は経絡の走行（図18）、臓器的役割から、視力障害、活力低下、精神不安、口内の熱感、喉の違和感、脊柱、大腿部内側の痛み、下肢の運動麻痺、冷感、足底の熱感、痛みなどに使用される。

内臓点二：膀胱

膀胱は「州都の官」といわれ、尿を排泄させる臓器と考えられる。これは、現在の膀胱とほぼ同じイメージですので理解しやすい。

［膀胱の使用される疾患］

尿系のトラブル（尿停滞、尿失禁、頻尿など）に使用。そのほか、経絡に沿った痛みにも効果が高く、眼や後頸部、頭、背中、腰、ふくらはぎなどの痛みに使用される（図19）。

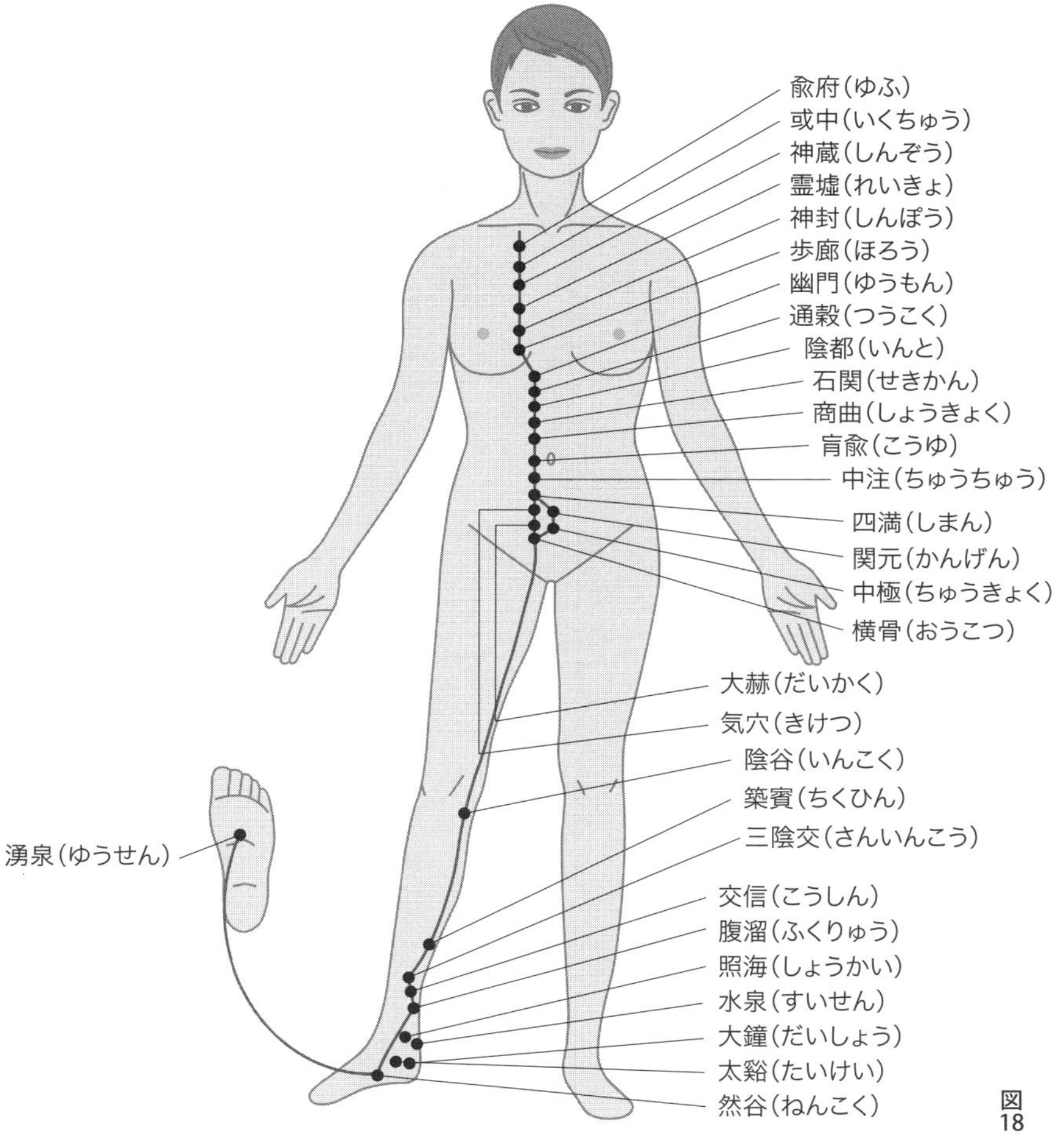

図18　腎経

内臓点一：腎が使用される疾患

1）YNSA 治療における土台として多くの疾患に使用
2）老化現象——視力低下、聴力低下、物忘れなど
3）下半身の問題——頻尿、下肢脱力、インポテンツなど
4）経絡に沿った痛み——脊柱、大腿部内側、足底の痛み

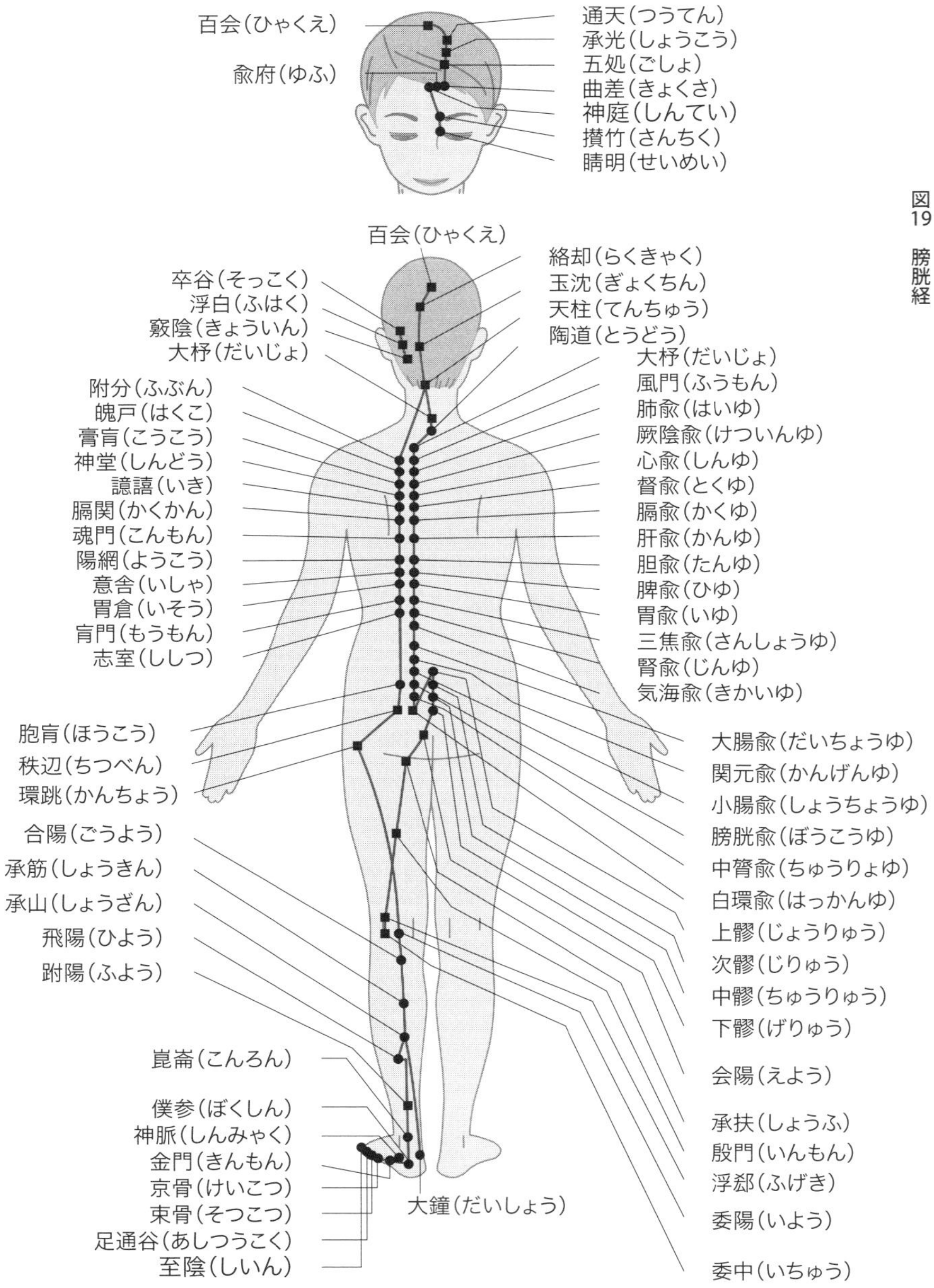
百会(ひゃくえ)
兪府(ゆふ)
通天(つうてん)
承光(しょうこう)
五処(ごしょ)
曲差(きょくさ)
神庭(しんてい)
攅竹(さんちく)
睛明(せいめい)
百会(ひゃくえ)
卒谷(そっこく)
浮白(ふはく)
竅陰(きょういん)
大杼(だいじょ)
附分(ふぶん)
魄戸(はくこ)
膏肓(こうこう)
神堂(しんどう)
譩譆(いき)
膈関(かくかん)
魂門(こんもん)
陽網(ようこう)
意舎(いしゃ)
胃倉(いそう)
肓門(もうもん)
志室(ししつ)
絡却(らくきゃく)
玉沈(ぎょくちん)
天柱(てんちゅう)
陶道(とうどう)
大杼(だいじょ)
風門(ふうもん)
肺兪(はいゆ)
厥陰兪(けついんゆ)
心兪(しんゆ)
督兪(とくゆ)
膈兪(かくゆ)
肝兪(かんゆ)
胆兪(たんゆ)
脾兪(ひゆ)
胃兪(いゆ)
三焦兪(さんしょうゆ)
腎兪(じんゆ)
気海兪(きかいゆ)
胞肓(ほうこう)
秩辺(ちつぺん)
環跳(かんちょう)
合陽(ごうよう)
承筋(しょうきん)
承山(しょうざん)
飛陽(ひよう)
跗陽(ふよう)
崑崙(こんろん)
僕参(ぼくしん)
神脈(しんみゃく)
金門(きんもん)
京骨(けいこつ)
束骨(そつこつ)
足通谷(あしつうこく)
至陰(しいん)
大鐘(だいしょう)
大腸兪(だいちょうゆ)
関元兪(かんげんゆ)
小腸兪(しょうちょうゆ)
膀胱兪(ぼうこうゆ)
中膂兪(ちゅうりょゆ)
白環兪(はっかんゆ)
上髎(じょうりゅう)
次髎(じりゅう)
中髎(ちゅうりゅう)
下髎(げりゅう)
会陽(えよう)
承扶(しょうふ)
殷門(いんもん)
浮郄(ふげき)
委陽(いよう)
委中(いちゅう)

図19 膀胱経

内臓点三：心包

心包は「臣使の官」とよばれ、君主である心を守る外衛と考えられている。西洋医学には存在しないが、心内外膜といった所だろうか。

基本的役割は内臓点四の心と同じである。

［心包の使用される疾患］

内臓点四を参照。基本的には心と同じように使用する（図20）。

内臓点四：心

心は「君主の官」といわれ、精神の中枢であり、すべての精神活動は心により統率されているといわれる（図21）。

また、現代医学と同じで、心は血液を循環させる基本とされ、心が弱れば、血液循環も滞り元気を失うと考えられている。

［心の使用される疾患］

ＹＮＳＡで最も使用される疾患としては心経の経絡に沿った痛み（鎖骨下や、季肋部、前腕内側など）（図22）、や動悸、息切れ（これは精神的なものも含め）などである。

内臓点二：膀胱が使用される疾患

1）尿系の問題──頻尿、尿失禁、尿停滞

2）経絡に沿った痛み──背部下腿後面の痛み

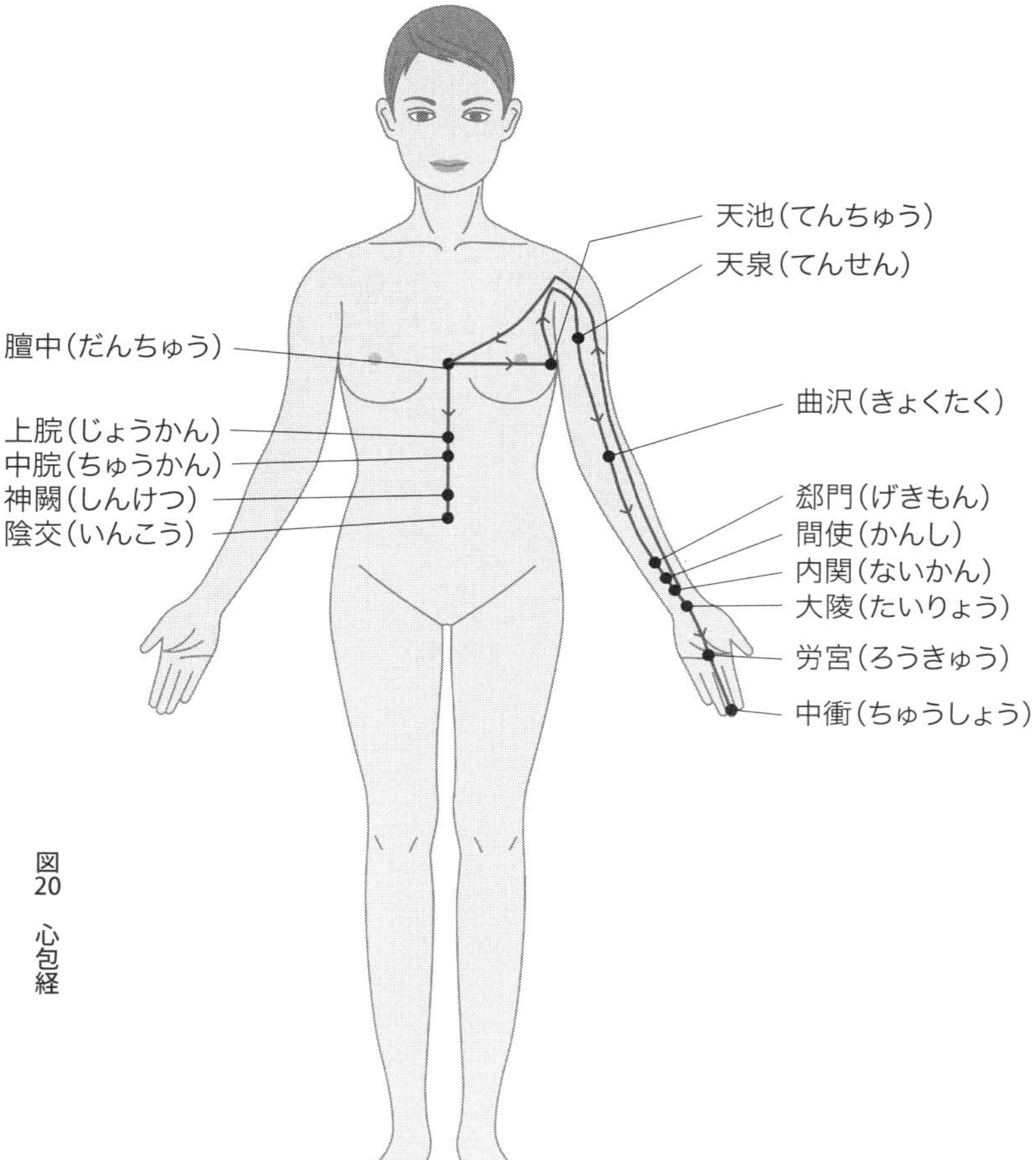
天池（てんちゅう）
天泉（てんせん）
膻中（だんちゅう）
曲沢（きょくたく）
上脘（じょうかん）
中脘（ちゅうかん）
神闕（しんけつ）
陰交（いんこう）
郄門（げきもん）
間使（かんし）
内関（ないかん）
大陵（たいりょう）
労宮（ろうきゅう）
中衝（ちゅうしょう）

図20　心包経

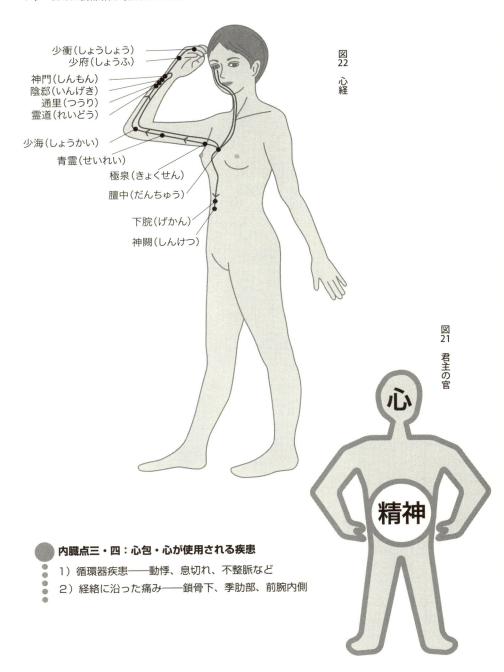

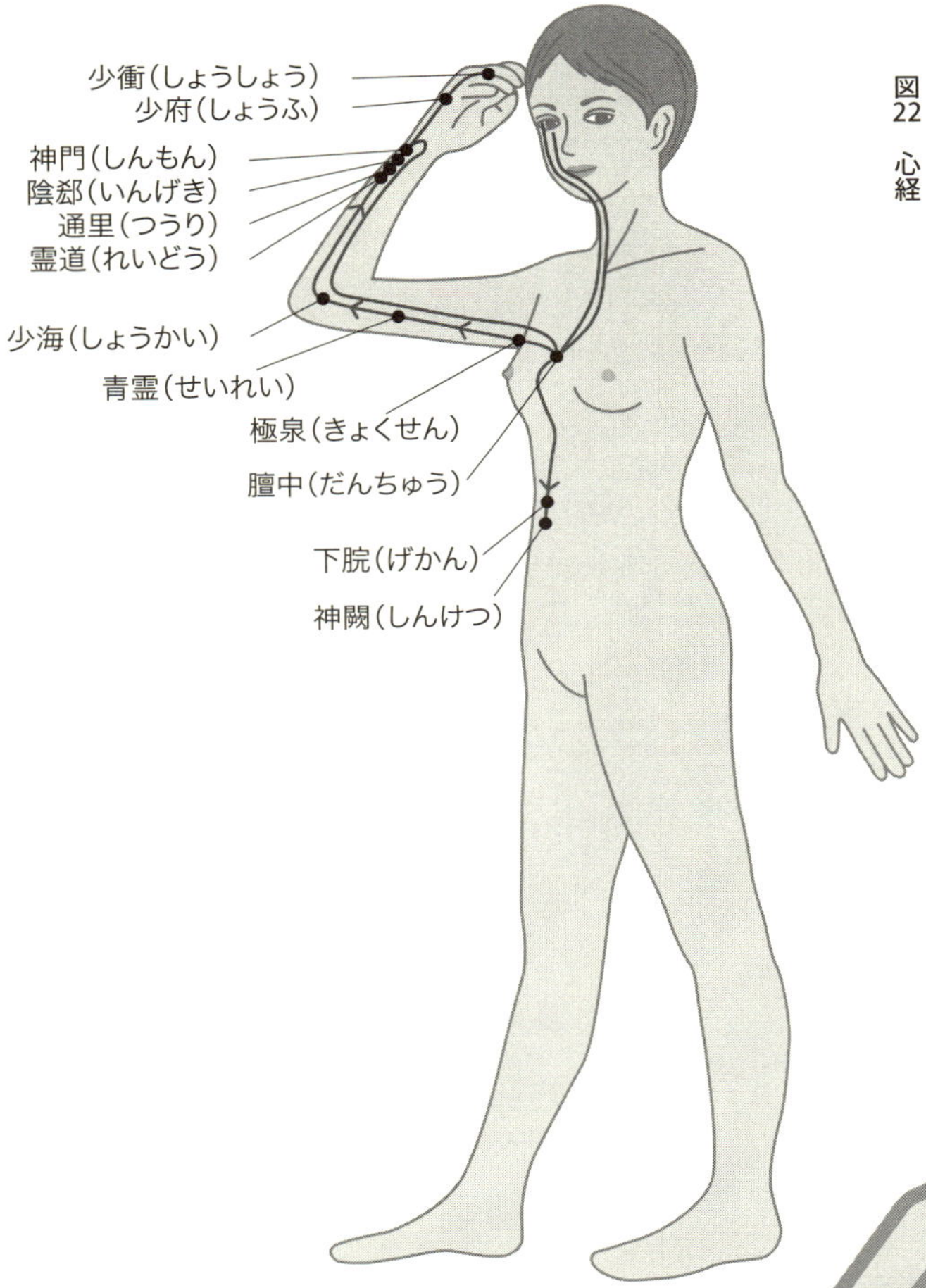

図22　心経

図21　君主の官

内臓点三・四：心包・心が使用される疾患

1）循環器疾患――動悸、息切れ、不整脈など

2）経絡に沿った痛み――鎖骨下、季肋部、前腕内側

内臓点五：胃

胃は、脾と表裏一体の関係と考えられており、ともに「倉廩《そうりん》の官」と呼ばれ、飲食物の消化吸収をつかさどるとされる。これも現代医学と相違ない。

［胃の使用される疾患］

ＹＮＳＡにおいては胃腸関係の疾患が主になる。嘔気、嘔吐の強い方が、この胃点のみで改善を見るのはよくある。

そのほか、経絡の流れに沿った痛みなどにも時折使用される（図23）。

内臓点六：三焦

三焦は「決瀆《けっとく》の官」といわれる。これは、溝を切り開いて水を流す役人という意味を持つ。実在しない臓器のため、イメージしにくいが、東洋医学では「気・血・水」を全身にめぐらせ、体内の水路を整え、不要物質を尿、便として排泄するものと考えられている。（図24、25）。

［三焦の使用される疾患］

ＹＮＳＡにおいては、経絡に沿った痛みに使用されることがほとんど（図26）。それ以外は、首診で必要に応じて使用すればよいと考えている。

内臓点五：胃が使用される疾患

1）消化器疾患――胃もたれ、嘔気、嘔吐など
2）経絡に沿った痛み

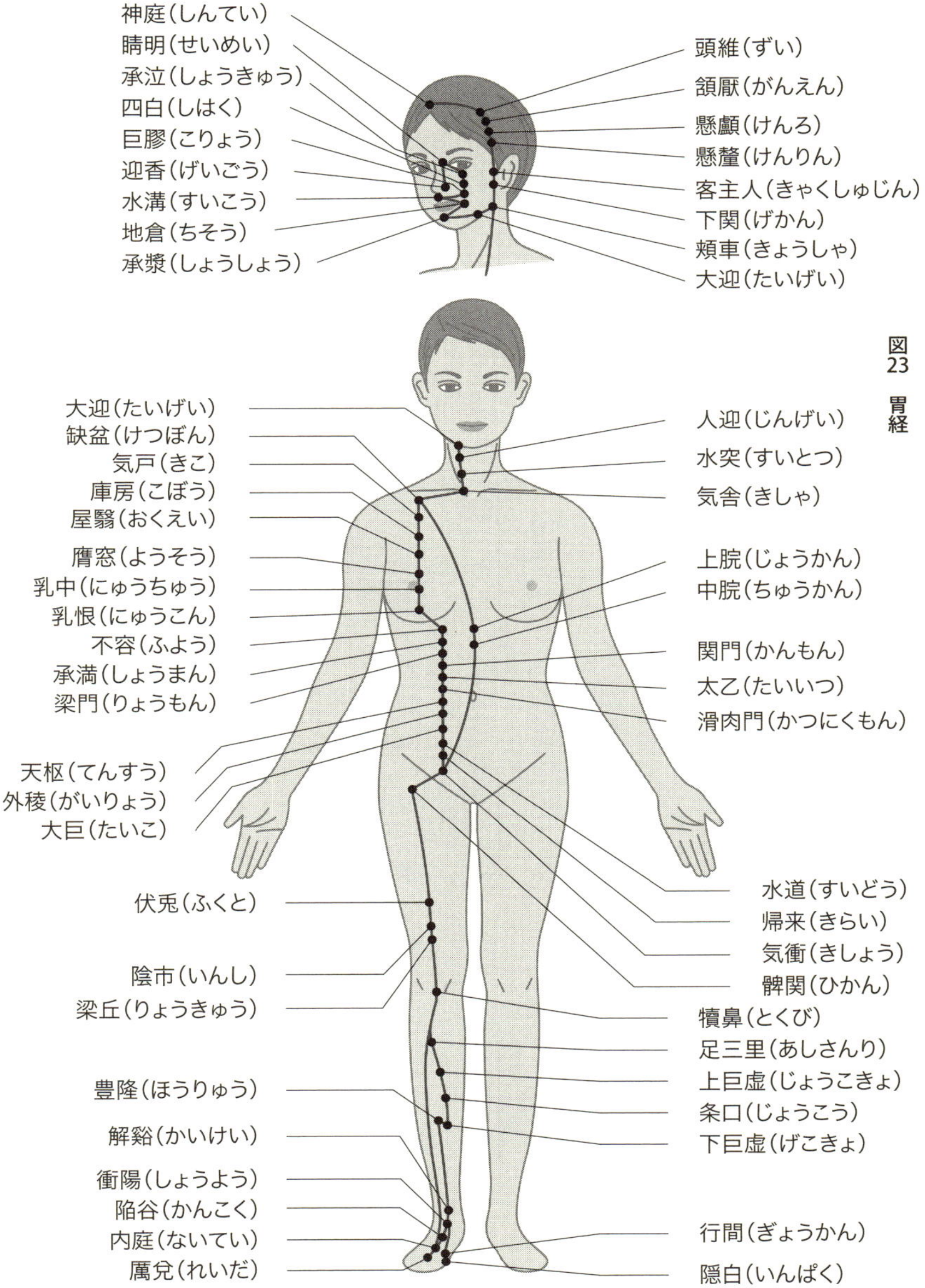

神庭（しんてい）
睛明（せいめい）
承泣（しょうきゅう）
四白（しはく）
巨髎（こりょう）
迎香（げいごう）
水溝（すいこう）
地倉（ちそう）
承漿（しょうしょう）
頭維（ずい）
頷厭（がんえん）
懸顱（けんろ）
懸釐（けんりん）
客主人（きゃくしゅじん）
下関（げかん）
頬車（きょうしゃ）
大迎（たいげい）
大迎（たいげい）
缺盆（けつぼん）
気戸（きこ）
庫房（こぼう）
屋翳（おくえい）
膺窓（ようそう）
乳中（にゅうちゅう）
乳根（にゅうこん）
不容（ふよう）
承満（しょうまん）
梁門（りょうもん）
天枢（てんすう）
外稜（がいりょう）
大巨（たいこ）
人迎（じんげい）
水突（すいとつ）
気舎（きしゃ）
上脘（じょうかん）
中脘（ちゅうかん）
関門（かんもん）
太乙（たいいつ）
滑肉門（かつにくもん）
水道（すいどう）
帰来（きらい）
気衝（きしょう）
髀関（ひかん）
伏兎（ふくと）
陰市（いんし）
梁丘（りょうきゅう）
犢鼻（とくび）
足三里（あしさんり）
上巨虚（じょうこきょ）
条口（じょうこう）
下巨虚（げこきょ）
豊隆（ほうりゅう）
解谿（かいけい）
衝陽（しょうよう）
陥谷（かんこく）
内庭（ないてい）
厲兌（れいだ）
行間（ぎょうかん）
隠白（いんぱく）

図23　胃経

内臓点七：小腸

小腸は「受盛の官」といわれ、胃で消化されたものを受理し、栄養分と不要分に分けるとされ、現在の臓器的な理解とほぼ同じ。

［小腸の使用される疾患］

胃腸炎や経絡に沿った痛みに対し使用される（図27）。また、ＹＮＳＡのみの特徴として、「どこの痛みであれ、外的圧力のかかった痛み」においては、小腸と大腸を使用することが多い。

どういうことかというと、例えば高い所からの転落による腰痛があったとする。このような場合、いわゆる脊柱の治療だけでは効果が乏しいことが時折見られる。この際、首診を行うと内臓、特に大腸、小腸が反応することが多く、この部位の刺鍼により、治療効果がぐっと高くなる。これは、腹腔内で最も広

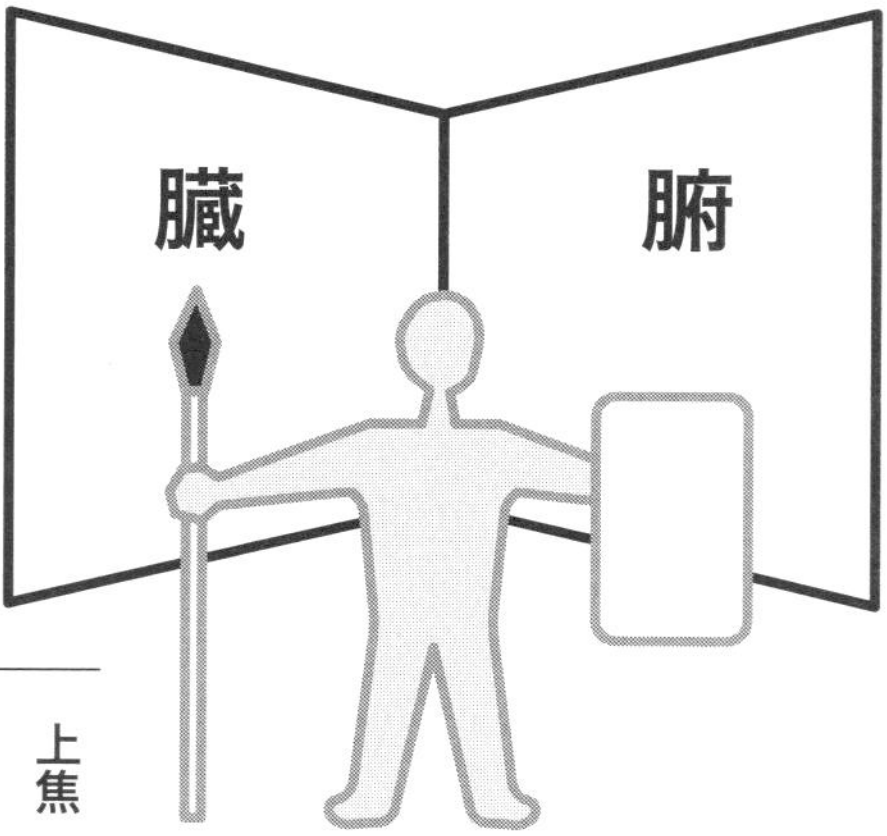

図24　決潰の官

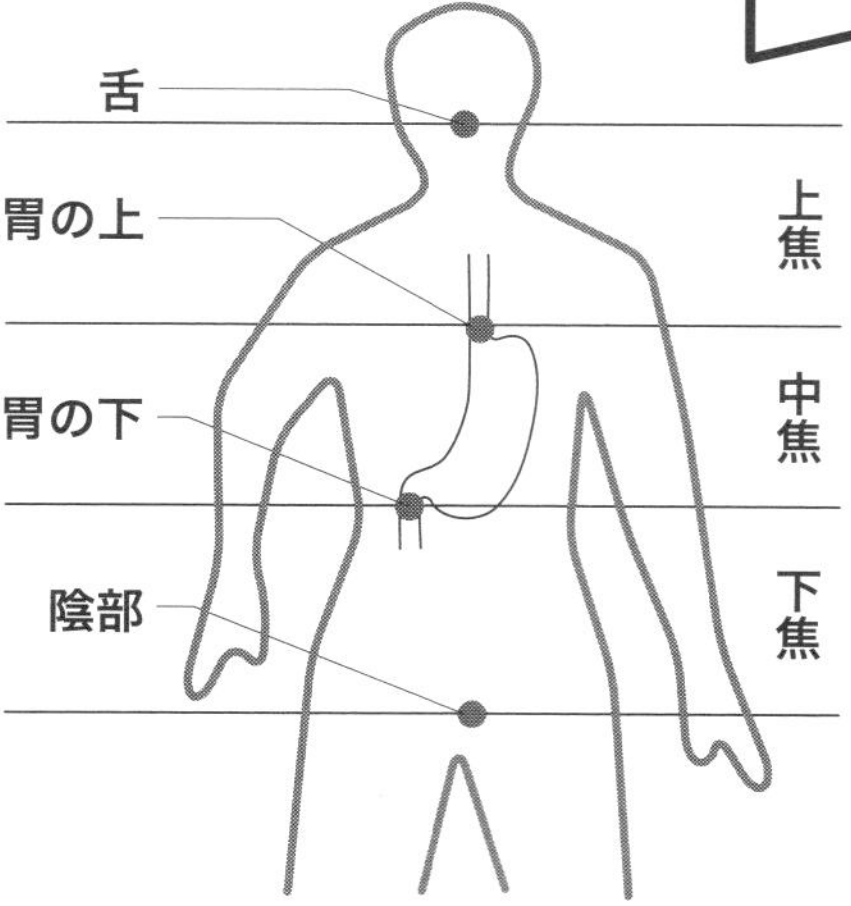

図25　臓器の外衛

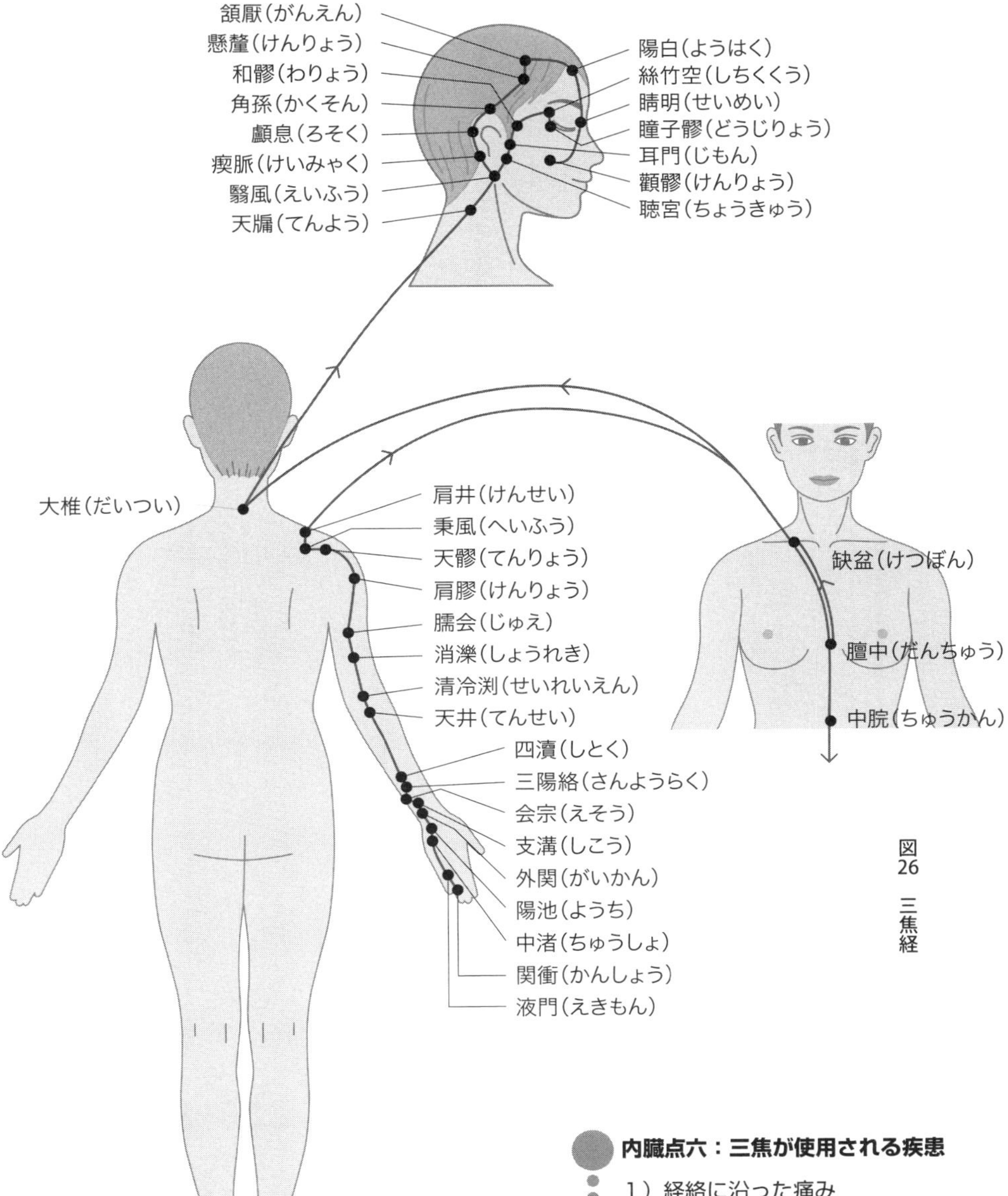

図26　三焦経

内臓点六：三焦が使用される疾患

1）経絡に沿った痛み

範囲を占める小腸、大腸が外的圧力において大きな影響を受けたためであり、それが痛みの原因となっているからである。

よって、ＹＮＳＡで腰痛、首痛などの治療効果が乏しい場合「転落や追突などの事故はなかったか？」という問診を行うことで、突破口を切り開けることがあることを覚えておいてほしい。

内臓点八：脾／膵

東洋医学において「膵」は存在しない。しかし、この「脾」が「膵疾患」に効果を示すことがあるためＹＮＳＡにおいては内臓点八を「脾および膵」と捉えている。

そもそも東洋医学における「脾」は西洋医学と異なり、「胃」の所に記載したように「消化吸収器官」の一つと考えられている。よって、大きくは「消化器官の一部」と考えていただければよい。

［脾／膵の使用される疾患］

消化器疾患において、ＹＮＳＡでは胃、小腸、大腸より使用される頻度は低い。

面白い使われ方としては慢性疾患の代表である「糖尿病」。

糖尿病は膵臓にあるβ細胞からインスリンの放出が低下していること

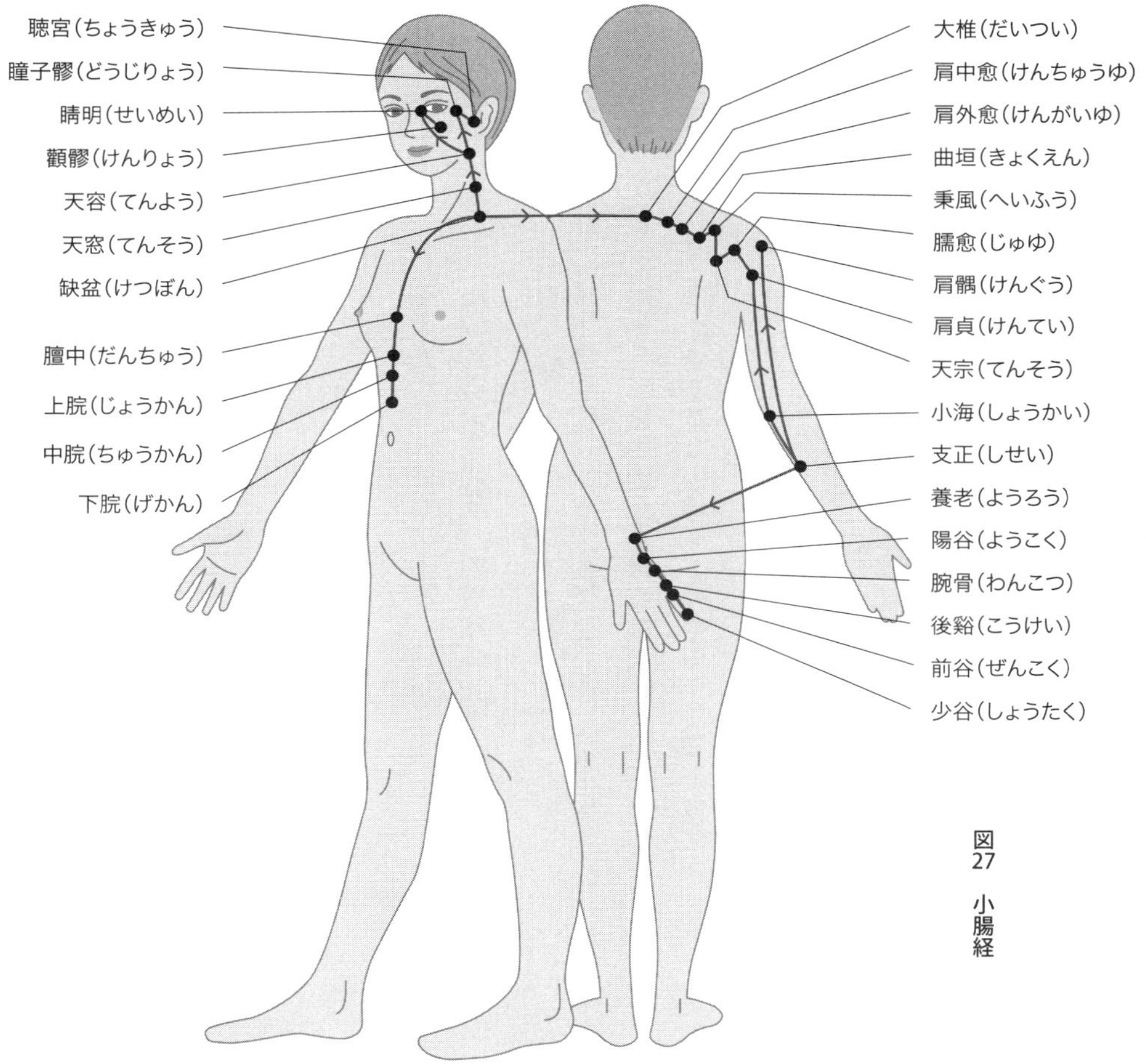

図27　小腸経

内臓点七：小腸が使用される疾患

1）経絡に沿った痛み
2）腸疾患——胃腸炎など
3）転落などの外的圧力による痛み

が、原因となることが多い。このようなタイプの糖尿病においては、この膵（脾）が首診で反応していることが多く、刺鍼による治療を試みることで、よい効果を得る事がある。

このほかは経絡に沿った痛み、特徴的には脾経が舌根から舌下に分布する性質から、舌および口腔内の問題に使用されることが時折ある（図28）。

内臓点九：肺

「相傅《そうふ》の官」といわれ、「天空の気」を吸入、生成する場所であると考えられる。

「気」の話は西洋医学では受け入れられにくい概念だが、「息を吸うことにより気を取り入れる場所」と考えていただければ良い（図29）。

さらに、この空気の通り道である鼻には特に影響を持つと考えられている。

［肺の使用される疾患］

これは96頁に記載したので省略。

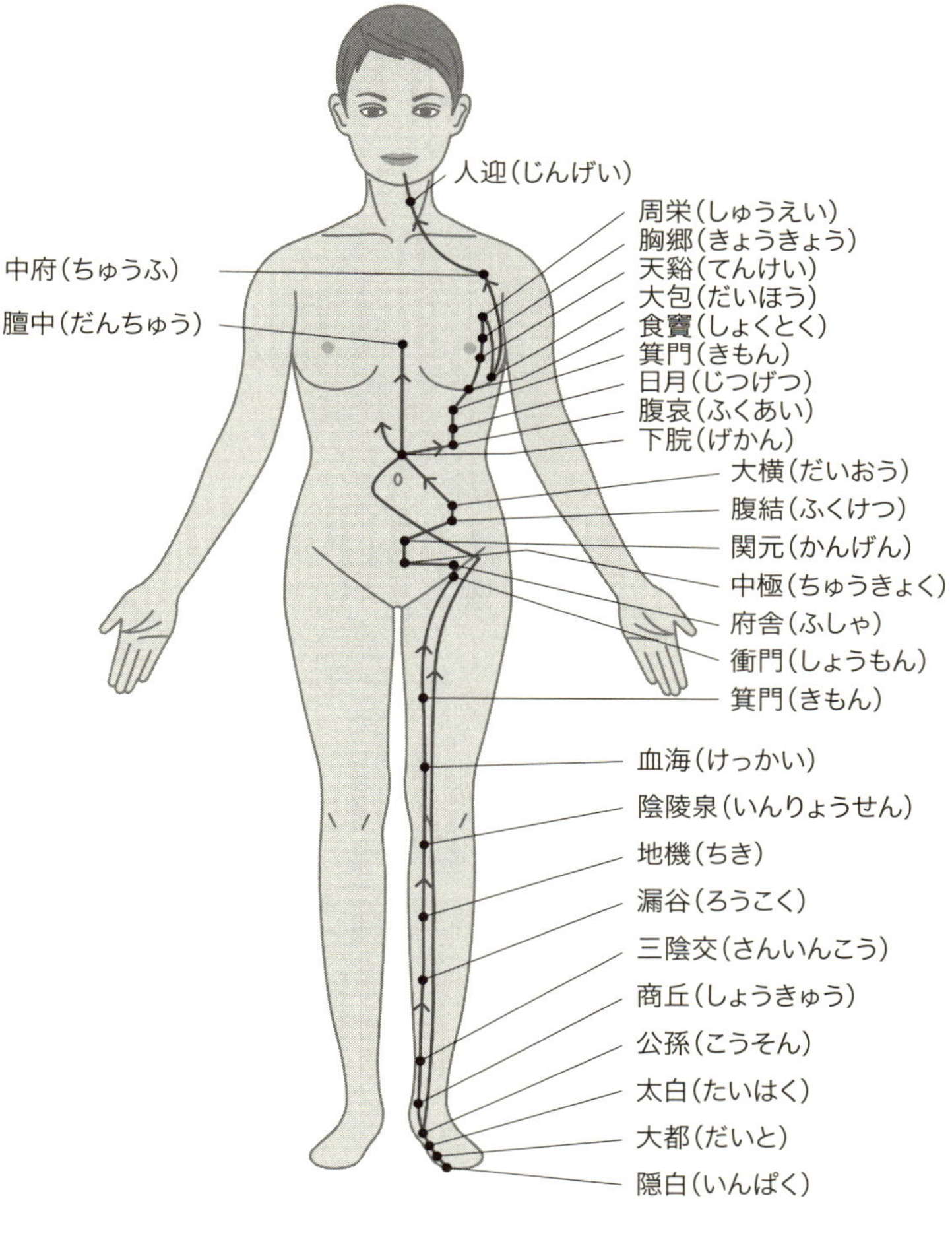

図28　脾経

内臓点八：脾／膵が使用される疾患

1）経絡に沿った痛み――舌および口腔内の問題

2）消化器系の問題

3）膵疾患――糖尿病の可能性

内臓点十：肝

肝は「将軍の官」と呼ばれ、思慮、計謀をつかさどるとされる。つまり、肝は思考思索の中心をなす臓器であり、「肝っ玉」のことを指す（図30）。

また肝は、血、筋、爪、眼などとも関係すると考えられている。

［肝の使用される疾患］

ＹＮＳＡで最も使用されるのは「精神疾患」。自律神経失調症、うつ病など、精神疾患で悩まれている方は首診でこの「肝」に問題を持っていることが多い。

このほかは経絡に沿った痛み、（図31）。「慢性肝炎」など実際の肝疾患などでも使用される。

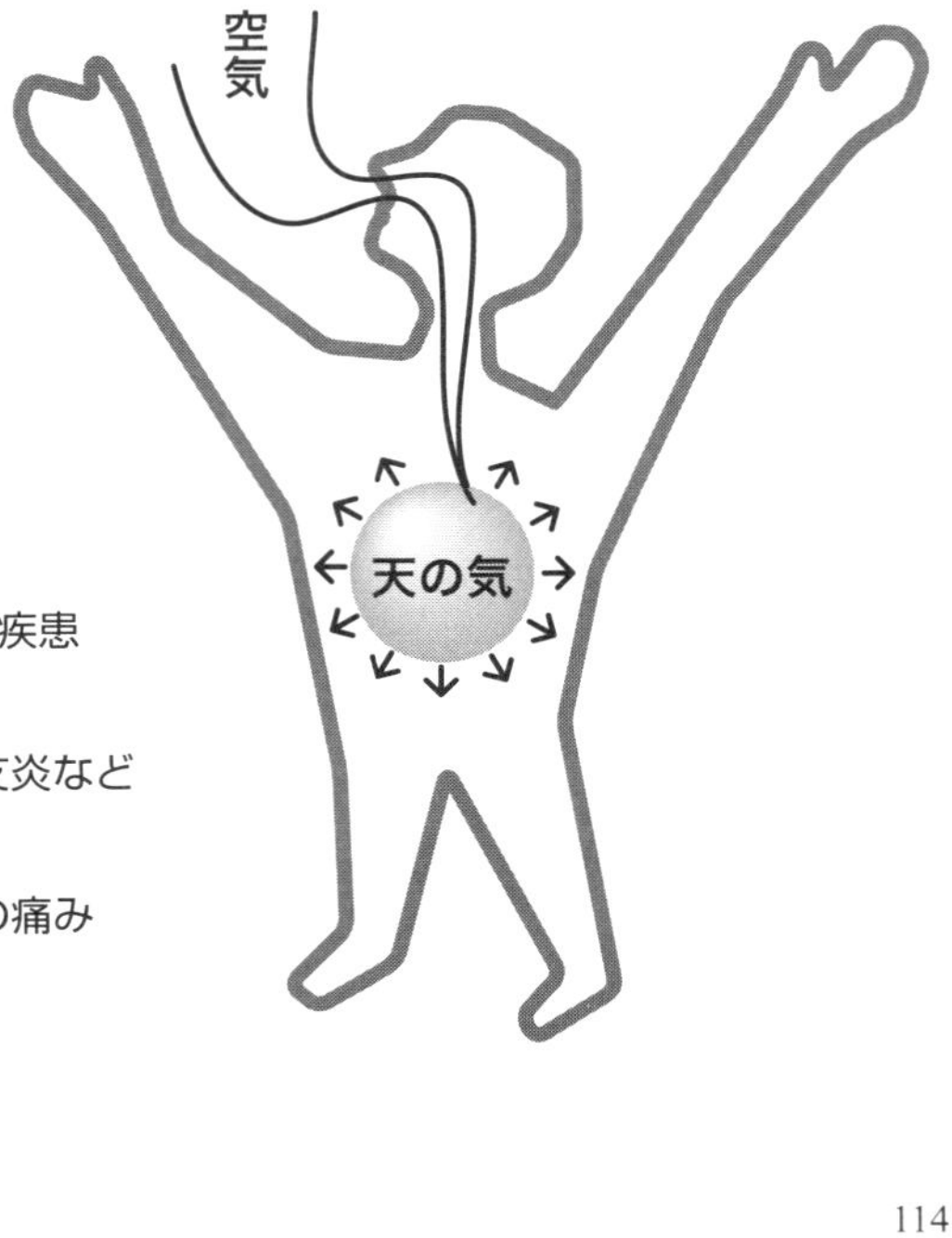

図29　相傳の官

内臓点九：肺が使用される疾患

1）呼吸器疾患
――喘息、感冒、気管支炎など

2）経絡に沿った痛み
――鎖骨上窩・腕内側の痛み

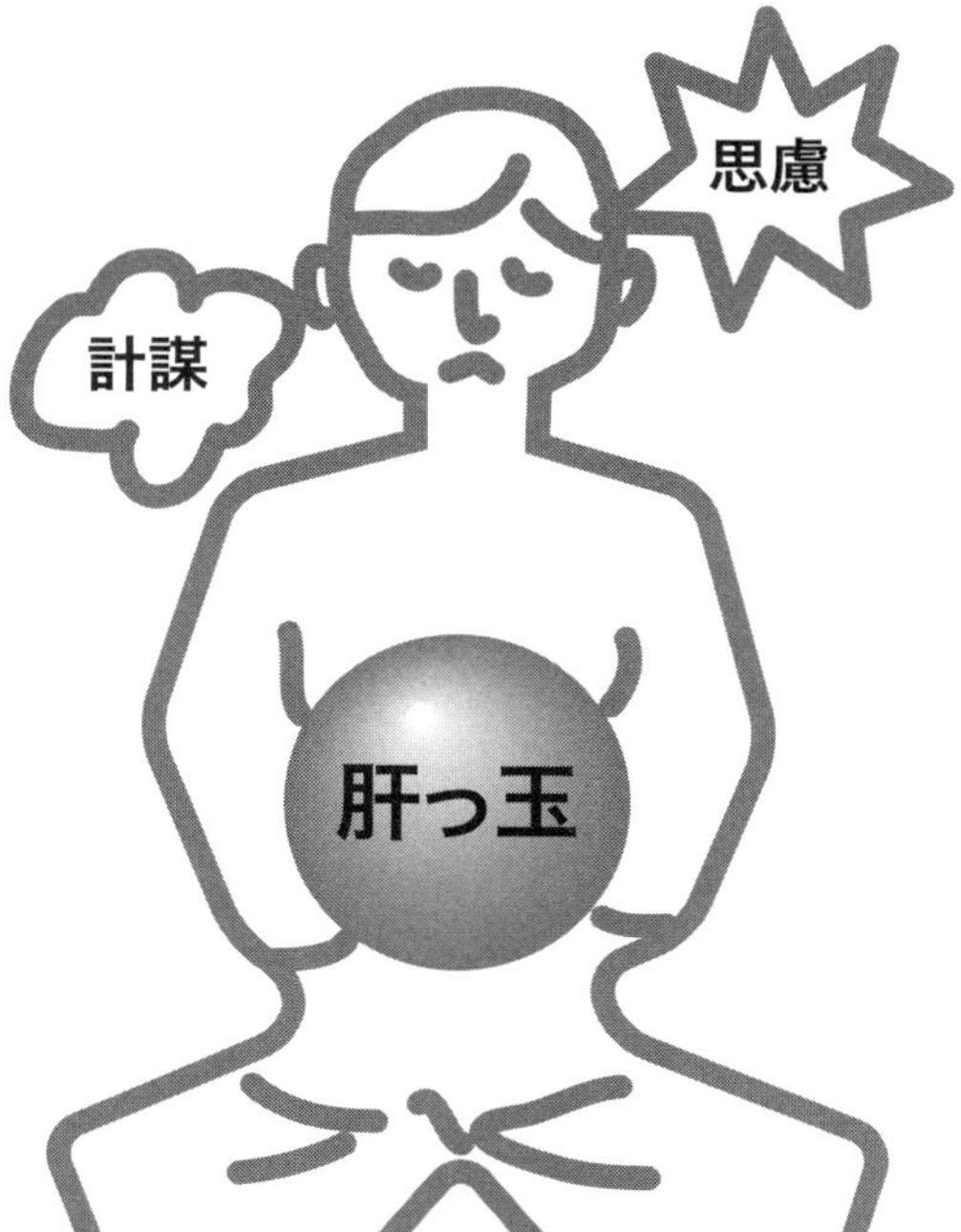

図30　将軍の官

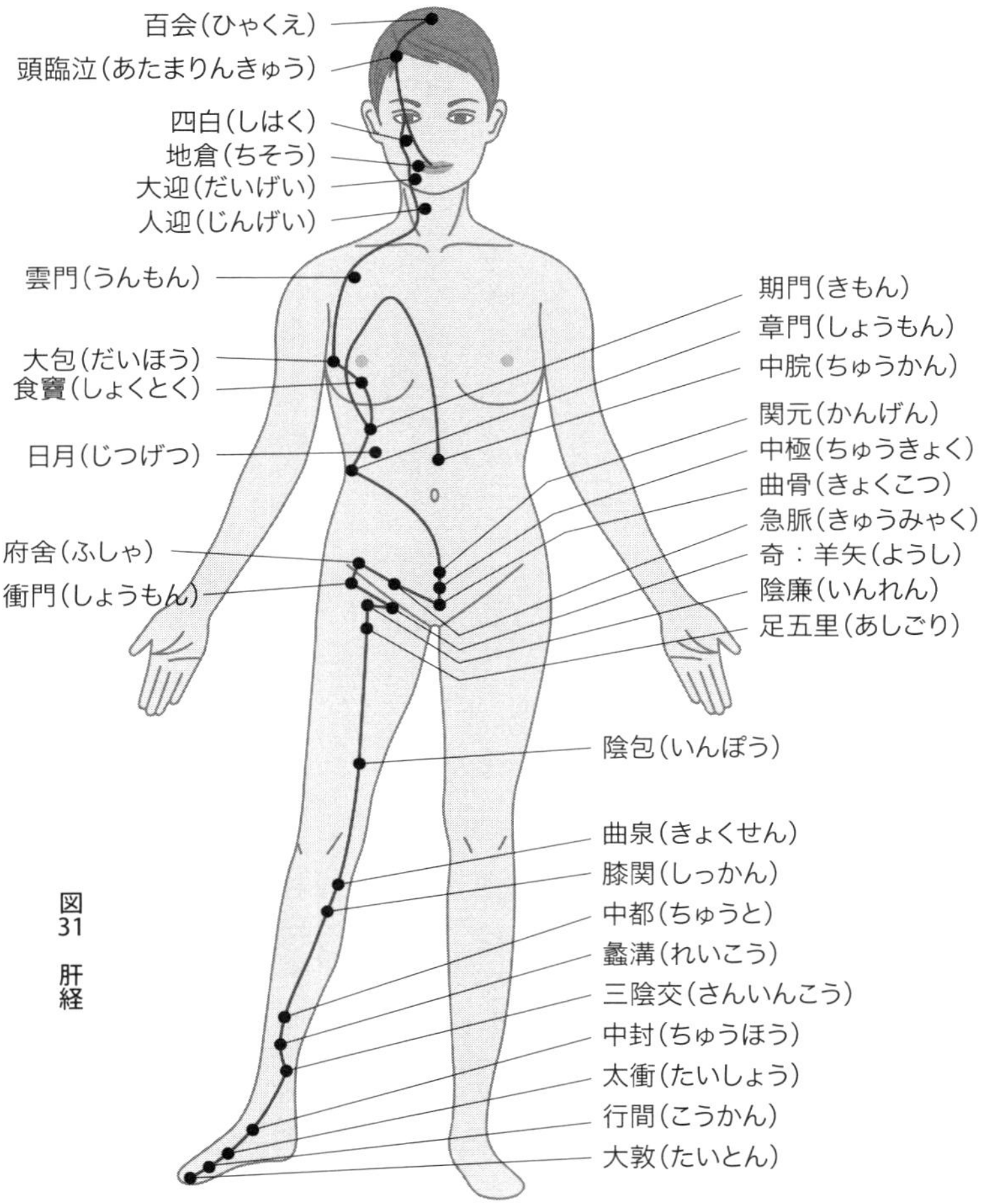

図31　肝経

内臓点十：肝が使用される疾患

1）精神疾患——自律神経失調症、うつ病など
2）肝疾患
3）経絡に沿った痛み

内臓点十一：胆嚢

胆嚢は「中正の官」と呼ばれる。中正とは「正邪を見わけ、正を取り邪を追い払う」といった意味で、『素問』（東洋医学の名著とされる本）には「十一の臓、決を胆に取る」と書かれている。つまり人間の心の基底を形成し、すべての行動力の源泉となる臓器と考えられている。これは「肝」と表裏一体の関係を持ち、「肝が計画、思考」したものを「胆が実行に移す」と考えられている（図32）。

そのほか、胆は濁りのない正常な液体（現在の胆汁と考えてよいでしょう）を貯蔵、輸送するものともいわれている。

［胆の使用される疾患］

ＹＮＳＡでは、経絡から考え、側頭部や、首の後ろ、下半身の外側の痛みなどに使用される（図33）。それ以外に、「精神」が作用している場合、肝のみで改善が乏しいとき「胆」も刺鍼

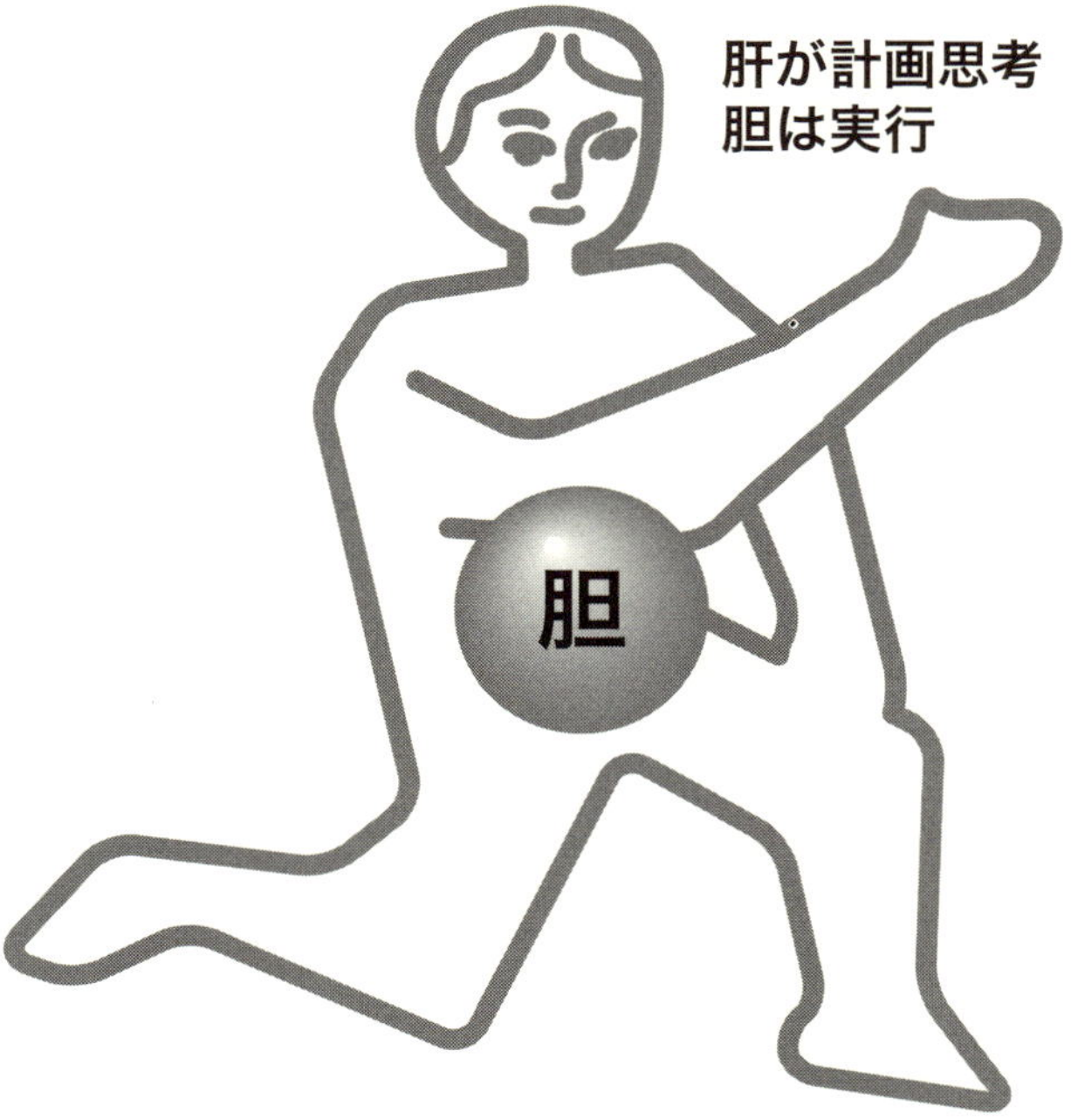

図32　中正の官

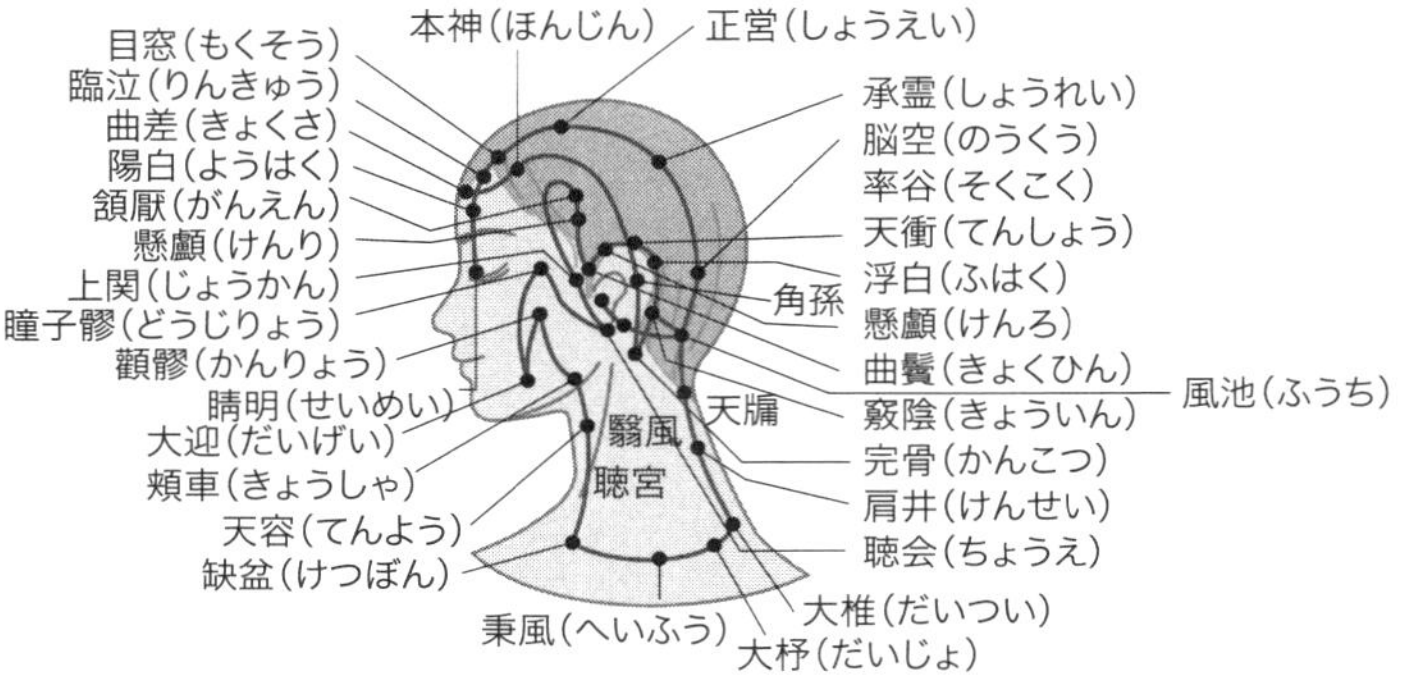

図33 胆経

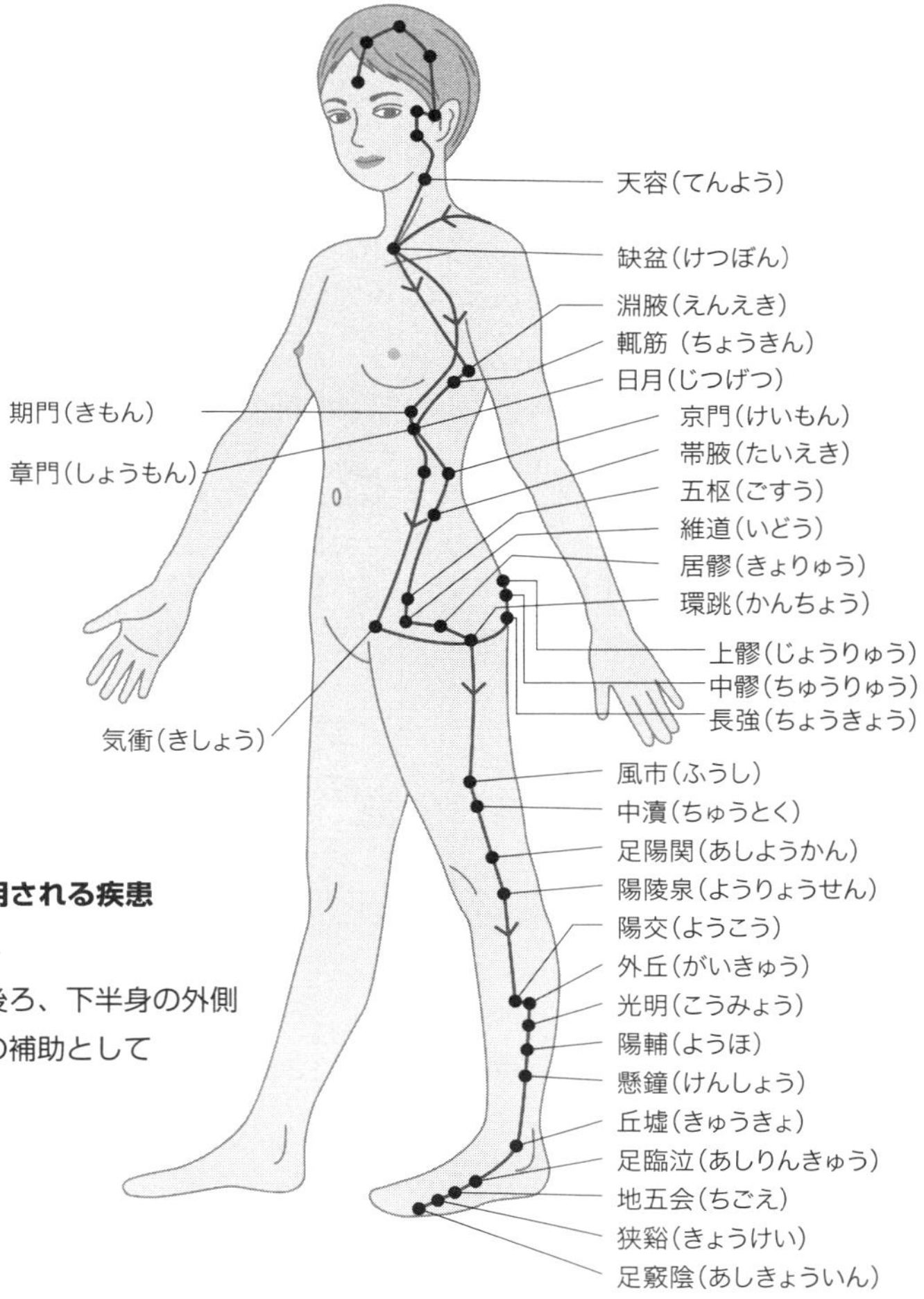

内臓点十一：胆が使用される疾患

1）経絡に沿った痛み

——側頭部、首の後ろ、下半身の外側

2）精神疾患——肝の補助として

3）胆嚢疾患

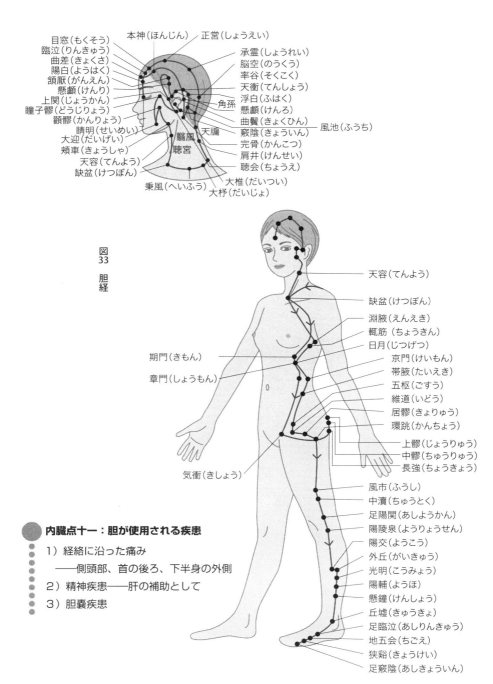

することがたびたびある。

そのほかまた、胆嚢疾患にも使用可能。

内臓点十二：大腸
大腸は「伝導の官」と呼ばれ、小腸からの飲食物の残渣を受けて運搬し、体外に排泄する消化過程の最終の腑、つまり現在の大腸とほぼ同じ概念である。
［大腸の使用される疾患］
ＹＮＳＡでは、経絡に沿った痛み、また消化器症状などに使用（図34）。また、小腸と同様外的圧力のかかった痛みにも使用される。

以上、十二内臓点の簡単な説明です。

ただし、これはあくまでも一般的なものです。十二内臓点はあらゆる内臓の機能不全の適応はもとより、初級編の基本点、感覚点、脳点が用いられるすべての適応症にも有効です。

上記以外にも、十二内臓点はあらゆる運動性、機能性障害、さらに心理的な障害も治療できます。

つまり「可逆的な状態に対しては、治療の可能性はほとんど限界はな

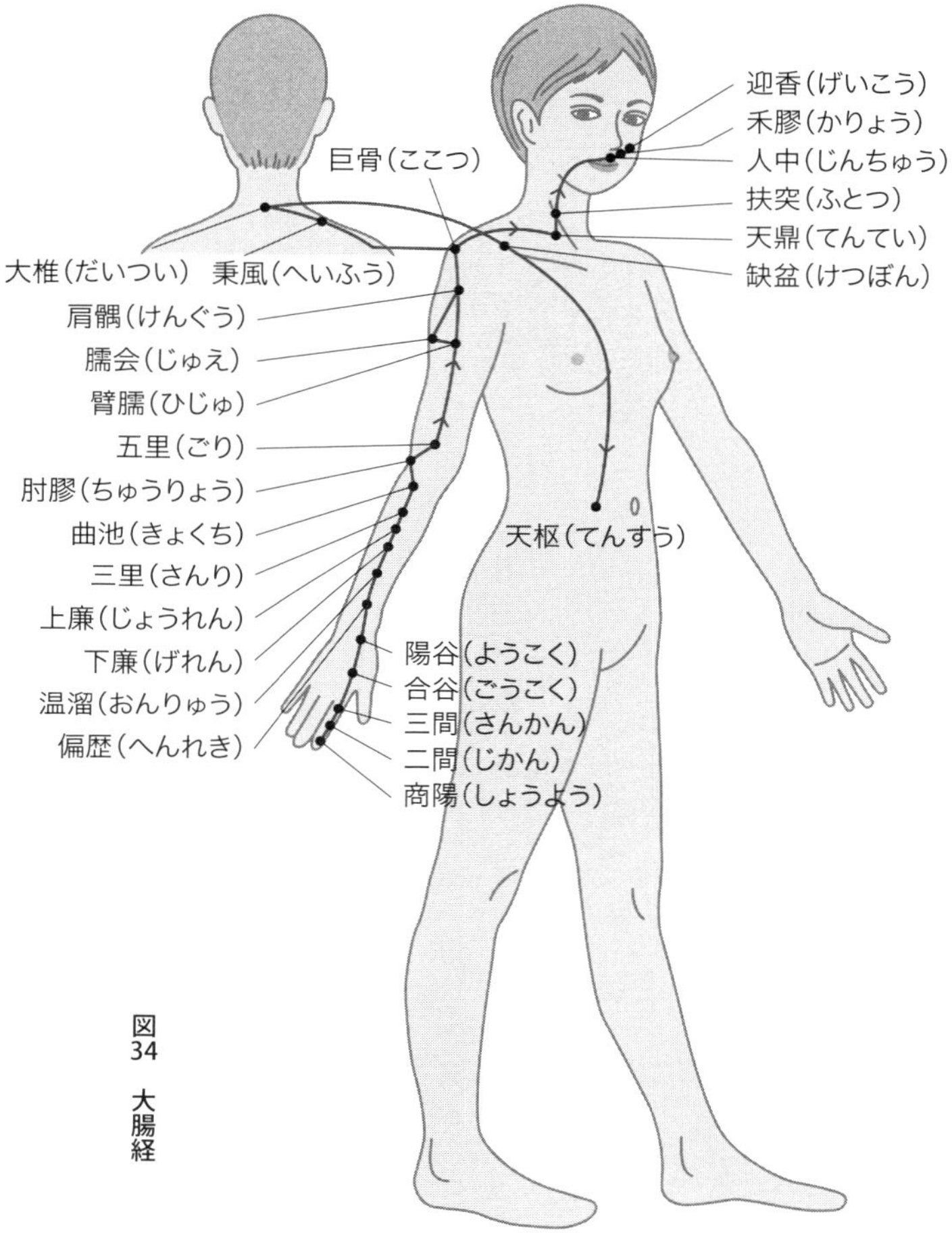

図34　大腸経

内臓点十二：大腸が使用される疾患

1）経絡に沿った痛み

2）腸疾患――胃腸炎など

3）転落など外的圧力による痛み

い」と考えます。

今後、さらなる進歩が期待できる治療点だと考えています。

2　十二脳神経・十二内臓点

十二内臓点は正中線の左右1センチメートル、髪際から頭頂部の約12センチメートルの間にも存在します。

これは、内臓点一の腎から内臓点十二の大腸まで1センチメートル間隔で均等に並んでいます。

この正中部の十二内臓点を、91頁で述べた側頭部の十二内臓点のかわりに、使用してもかまいません。

さらに、この一～十二内臓点は、それと同時に十二脳神経とも対応しています。

以下にそのつながりを記載します（図35）。

内臓点一：腎＝第Ⅰ脳神経（知覚神経）～嗅神経

「臭いを感じられない」という訴えは時々みられる。その時の中心的治療点になる。

内臓点二：膀胱＝第Ⅱ脳神経（知覚神経）～視神経

視覚にかかわる問題において考慮される治療点。

内臓点三：心包＝第Ⅲ脳神経（運動神経）～動眼神経

眼球における上直筋、下直筋、内直筋、下斜筋および上眼瞼挙筋に分布。

動眼神経障害：複視、内転障害、眼瞼下垂、調節障害などが起こる。つまりこのような場合、内臓点三＝動眼神経の刺鍼を試してみる価値がある。

内臓点四：心＝第Ⅳ脳神経（運動神経）～滑車神経

眼球における上斜筋を支配。動眼神経とともに傷害されることが多い。

滑車神経単独障害：上斜筋の障害により下方視、内方視による複視。

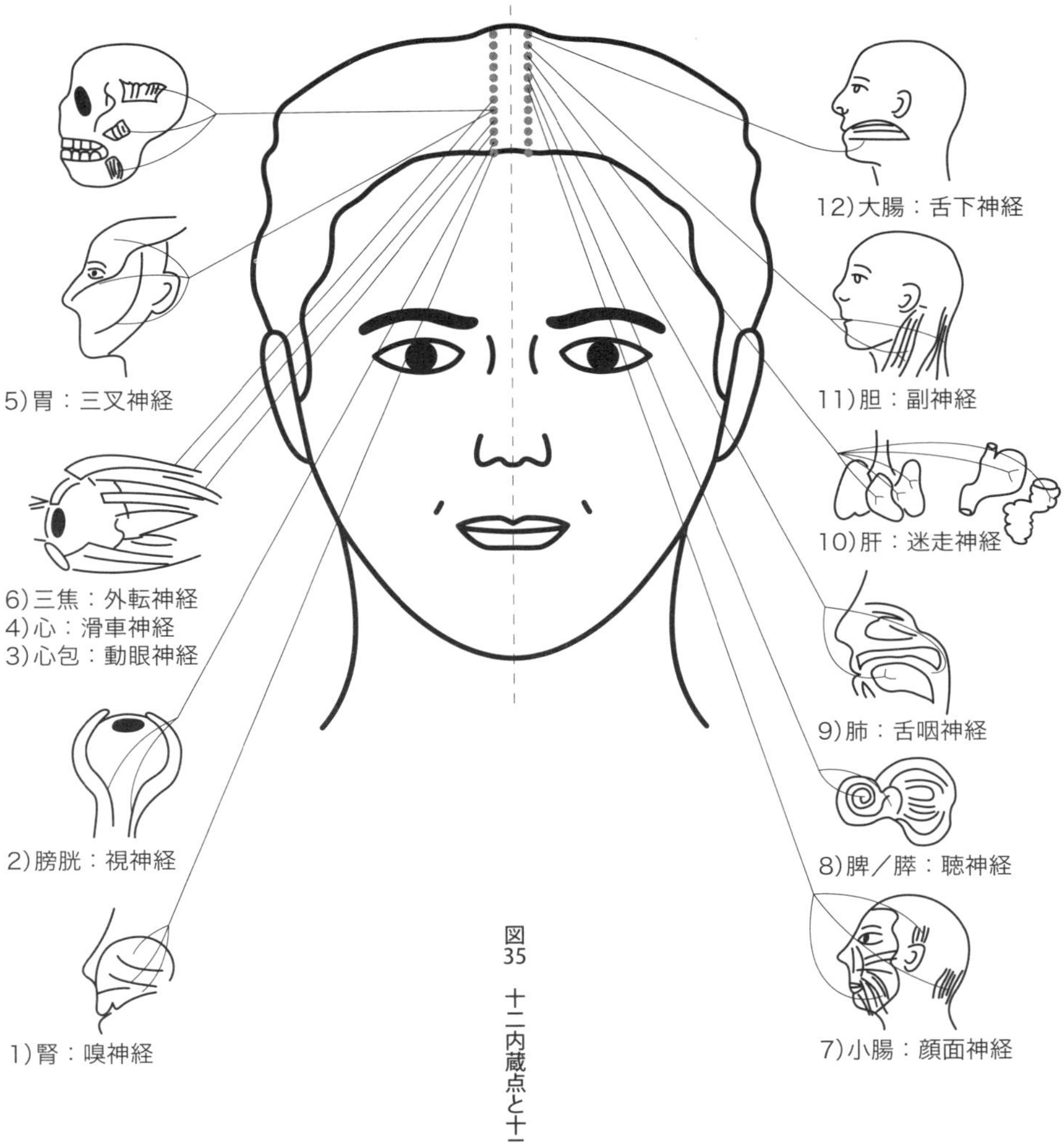

図35　十二内蔵点と十二脳神経とのつながり

（順序が前後しますが）

内臓点六：三焦＝**第Ⅵ脳神経（運動神経）～外転神経**

眼球の外直筋を支配。

外転神経障害：眼球内転と複視。

内臓点五：胃＝第Ⅴ脳神経（混合神経）～三叉神経

顔面の知覚（温痛覚、触覚など）と咀嚼筋の運動をつかさどる。

三叉神経障害：顔面（角膜、舌前三分の二等を含む）の知覚、温痛覚障害、咀嚼筋筋力低下など（図36）。

内臓点七：小腸＝第Ⅶ脳神経（混合神経）～顔面神経

顔面筋の運動、舌前三分の二の味覚、涙分泌（図37）。

顔面神経障害：顔面表情筋障害、味覚低下、涙分泌低下。

内臓点八：脾／膵＝第Ⅷ脳神経（知覚神経）～内耳神経（聴神経）

聴神経は聴覚をつかさどる蝸牛神経と平衡感覚をつかさどる前庭神経の二つがある（図39）。

聴神経障害：めまい、耳鳴り、聴力障害、平衡障害など。

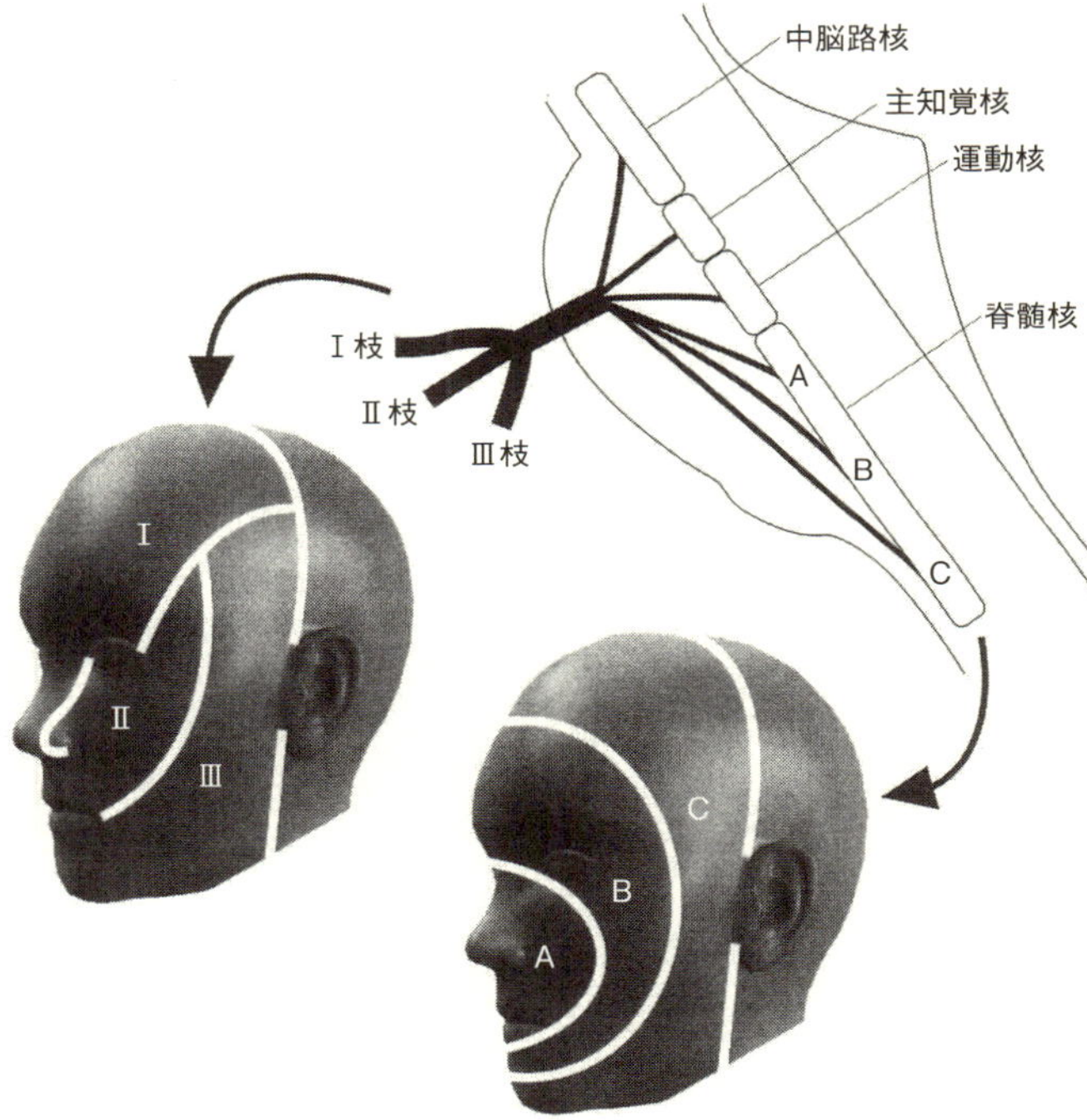

図36　三叉神経（核）の顔面感覚支配
出典：『Q＆Aとイラストで学ぶ神経内科』黒田康夫著、新興医学出版社、二〇〇三年

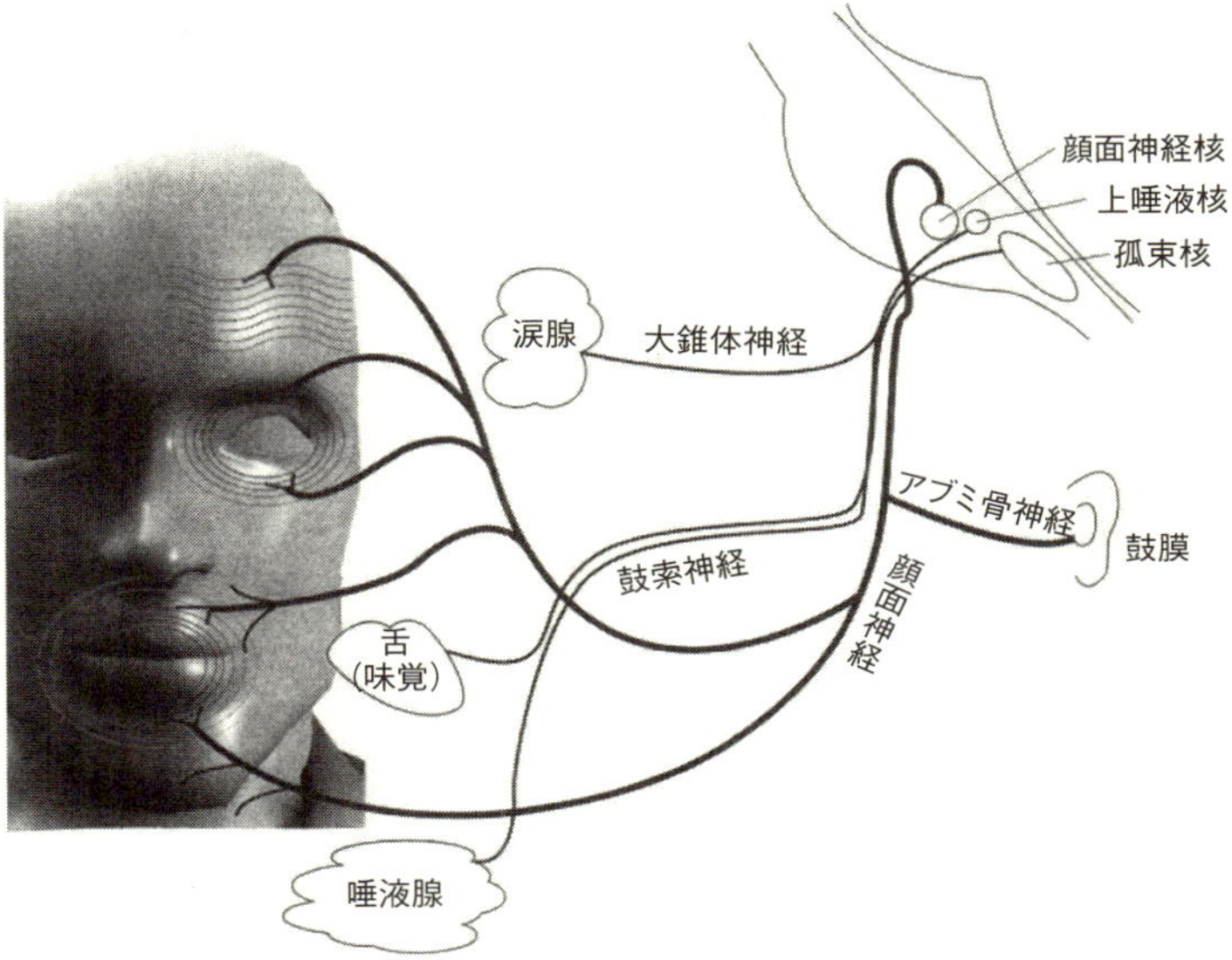

図37　顔面神経とその機能
出典：『Q＆Aとイラストで学ぶ神経内科』黒田康夫著、新興医学出版社、二〇〇三年

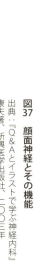

耳鳴り、難聴は訴えが非常に多い。現代医療では治癒困難な場合が多いが、ＹＮＳＡではこれらに対して効果を発揮する。

また、メニエール病にも非常に良い効果を発揮する。

内臓点九：肺＝第Ⅸ脳神経（混合神経）〜舌咽神経

内臓点十：肝＝第Ⅹ脳神経（混合神経）〜迷走神経

舌咽神経、迷走神経は渾然一体、咽頭の運動、感覚をつかさどる。

ただし味覚においては舌前方３分の２では顔面神経が、後方３分の１では舌咽神経が大きく関与している。

又、唾液の分泌は舌咽神経が関与する。

Memo　２種類の顔面神経麻痺の見分け方

顔面神経麻痺は時折見られる症状です。これは末梢性の顔面神経の麻痺により起こる場合と中枢性の影響による顔面神経の麻痺（脳血管障害、小脳橋角部腫瘍など）があり、この中枢性を見逃してしまいますと大変なことになります。

この見分け方は顔面上半分が動くかどうかが重要なポイントです。少し難しい話になりますが、上顔面筋（額の部分）は大脳皮質の両側性支配、下顔面筋は大脳皮質の対側性片側支配を受けます。よって中枢性疾患による顔面神経麻痺の場合、上顔面筋は動かすことができるのですが、下顔面筋は動かせなくなるため、額にしわだけは寄せることができます。

これに対して末梢性顔面神経麻痺は、顔半分の全体が動かせなくなるため、額にしわを寄せることができません（図 38）。

簡単にいうと「額にしわのできる顔面神経麻痺」は中枢性疾患の可能性があり、重症な疾患が隠れている場合がありますので、この場合は頭部ＭＲＩなどの精査が早急に必要になります。

ただし、それ以外に脳神経麻痺の原因はさまざまありますので、病院に行き、きちんと診断を受ける必要があるのはいうまでもありません。

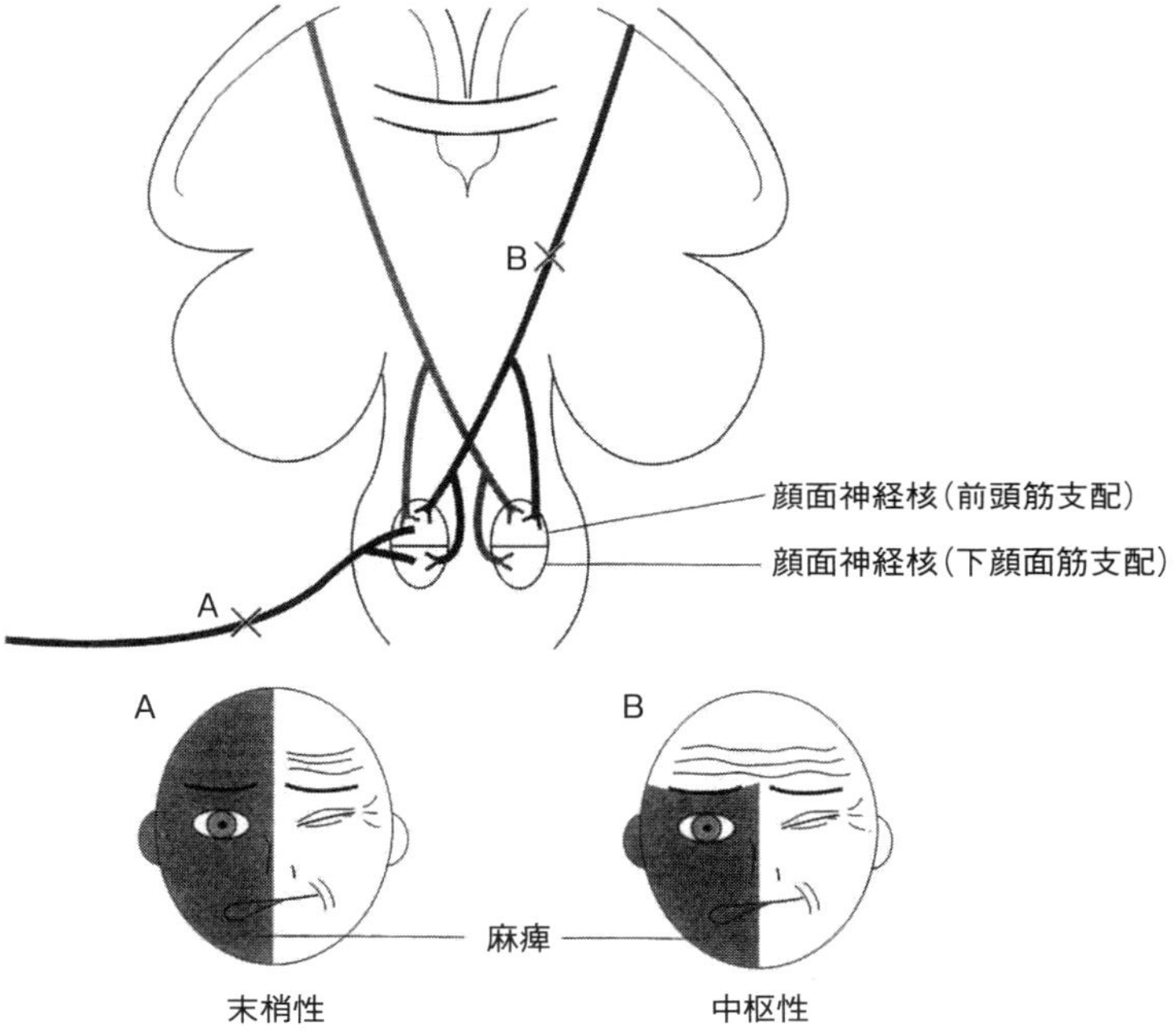

図38　末梢性顔面神経麻痺（A）と中枢性顔面神経麻痺（B）
出典：『Q＆Aとイラストで学ぶ神経内科』黒田康夫著、新興医学出版社、二〇〇三年

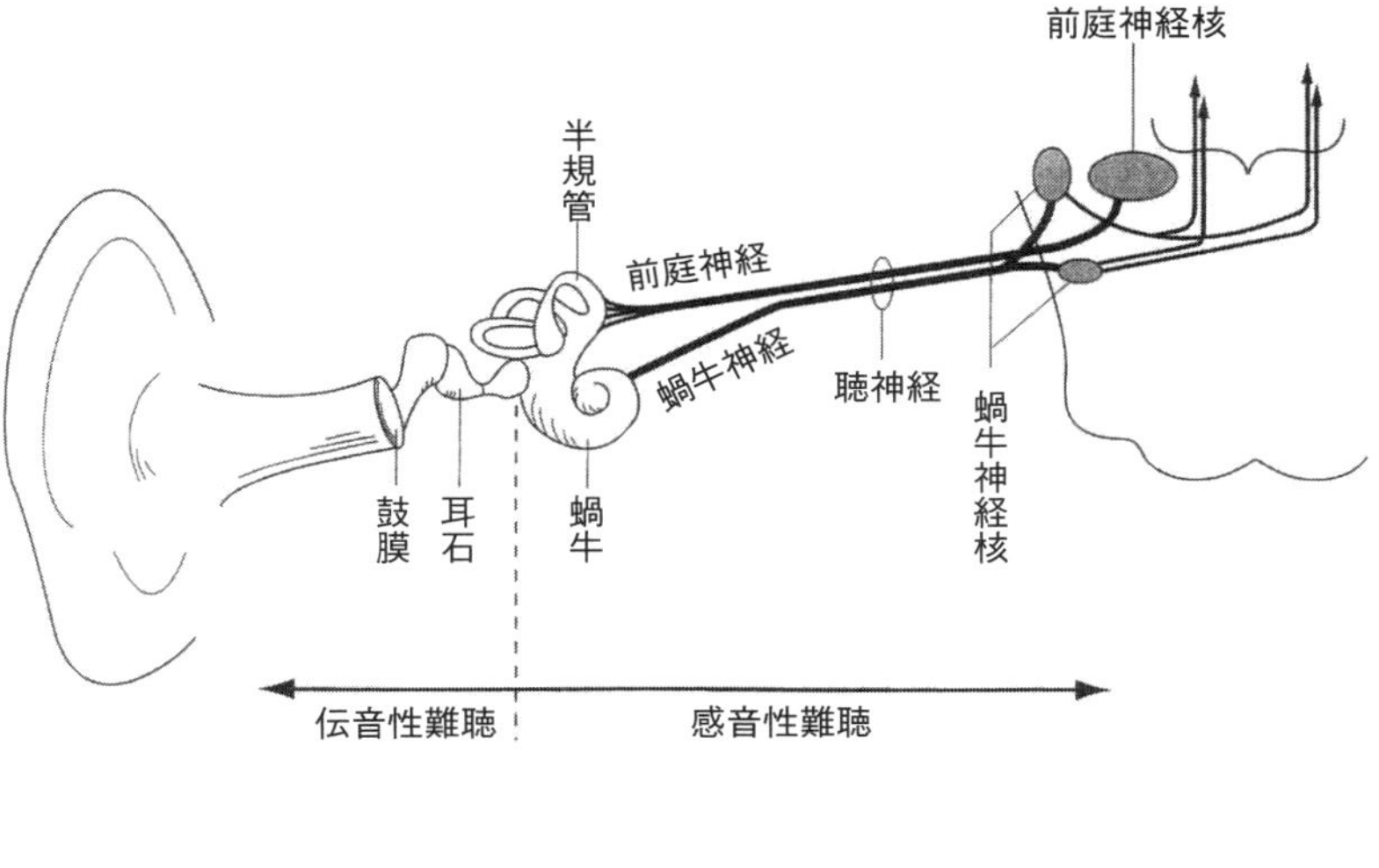

図39　聴覚路
出典：『Q＆Aとイラストで学ぶ神経内科』黒田康夫著、新興医学出版社、二〇〇三年

なお迷走神経は、首から横行結腸の3分の1までのほとんどすべてのものの運動神経と副交感性の知覚神経であり、さらに心拍数の調整、胃腸の蠕動運動など胸腹部の内臓を支配し、発汗や発話などにも関与する。よってさまざまな疾患において、体のバランス、自律神経を整える必要があるときなどに使用されることが多い。

内臓点十一：胆＝第Ⅺ脳神経（運動神経）〜副神経

僧帽筋、胸鎖乳突筋を支配。脳神経としてＹＮＳＡで用いることは少ない。ただし、経絡の関係および支配筋肉の関係より首から上の痛みには非常に有効な場合が多い。

内臓点十二：大腸＝第Ⅻ脳神経（運動神経）〜舌下神経

純粋な運動神経で舌の動きにかかわる。

十二内臓点の治療においては側頭部でも、この十二脳神経、十二内臓点でも同様の効果を持ちますので、まずは使いやすい所から行ってみてください。

なお、脳神経障害は中枢疾患を含め大きな疾患が隠れている場合が多いため、西洋医学的診断をきちんと行うことが必須となりますことを改めて述べさせていただきます。

Memo　めまいと鑑別すべき状態

外来にて「めまいがするので頭のＭＲＩ（またはＣＴ）を取ってください」という方が非常に多いです。しかし、前庭神経障害における真性めまい（vertigo）は少なく、実はめまい感（dissiness）という場合が大半です。

めまい感とは、起立性低血圧、迷走神経血管反射、そして加齢などによる脳循環不全あるいは心因性によるものです。

この見分け方として、めまい感（dissiness）というのはめまいの発作中に眼振（自分の意思とは関係なく眼球が動く現象。いわゆる「眼が泳ぐ」状態）がないというのが特徴です。よって、めまい感があるとき、鏡を見たり、ほかの人に眼の動きを見てもらってください。

なお、数秒～十数秒で治まるのであれば、それほど重症なものはないと考えます。ただし、時折不整脈が原因となることなどもありますので、必要に応じ、医療機関を受診してください。

Ⅵ章　YNSA 技術解説［治療点上級編］

上級編

これまでお話ししてきた診断点、治療点の初級、中級をマスターすれば、ＹＮＳＡのほぼ90パーセントの知識と技術を得たと考えて問題ありません。

よって、ここまでの技術をとにかくしっかりと理解し、実践してください。

ここからお話しする上級編は、初級、中級を完璧に行ったにもかかわらず、もう一押し、治療効果を高めたいというときに使用するべきもので、応用治療の「その他」に当たる点です。

なお、「その他」の点は、続々発見されており、それらは随時ＹＮＳＡ学会の全国大会やセミナーを通して会員の皆様にお伝えしています。

ここでは、現時点でわかっている点の一部をお伝えしたいと思います。

1　Ｉソマトトープ

基本点でも出てきましたが、このＩソマトトープは、Ｉ点からソマトトープへ変更した時に、基本点とは分離し、「その他」に分類され、非常に高い、そして様々な疾患に応用される治療点となっています。

簡単に言えば、Ｉソマトトープは人が耳たぶの下を顔として逆立ちした形となっており、頭の治療から、手の先、足の先まで治療点が網羅されています。

ただし、点ではなく、面で示されているため、Ｉソマトトープを使用するにあたっては、大まかな位置関係を覚え、あとは触診でチェックするという形になります。

【I - ソマトトープ】

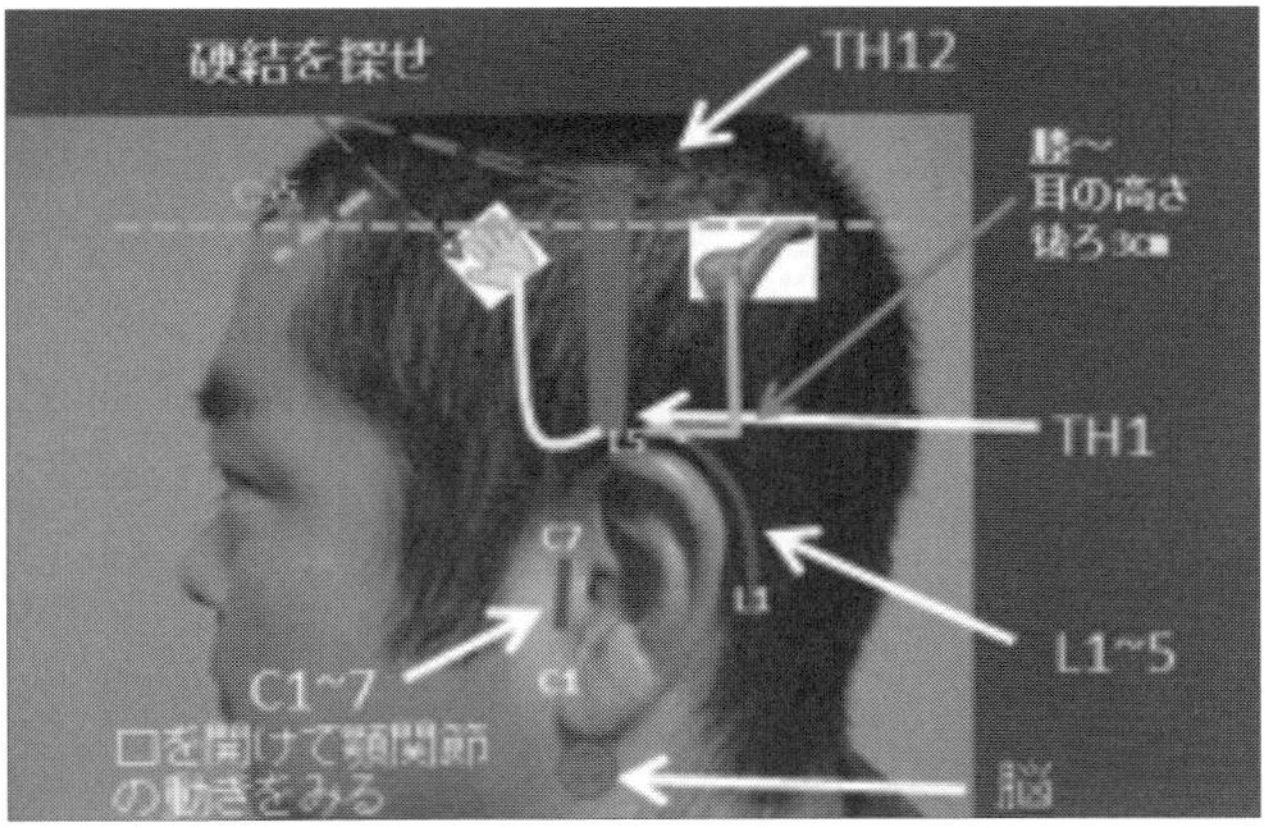

2　そのほかの補足点

①マスターキー（図46）

マスターキーとは、治療において最後の一押しに使うツボです。

左右あわせて五点あり、耳鳴り、上半身の問題、下半身の問題でもう少し治療効果を高めたいときに使用されます。

図示したように、まず外後頭隆起を確認し、正中に沿って後髪際の方に滑らせて止まる陥没部（経穴でいえば風府）が耳鳴りのマスターキーです。

また外後頭隆起左右1センチメートル前後、また上下1センチメートル前後をそれぞれ上半身マスターキー、下半身マスターキーとします。ここに、刺鍼すると「スーッとした」「体が軽くなった」など多くの患者さんが表現するとても効果のあるツボです。基本点などの治療で効果が弱いときは、ぜひ使用してください。

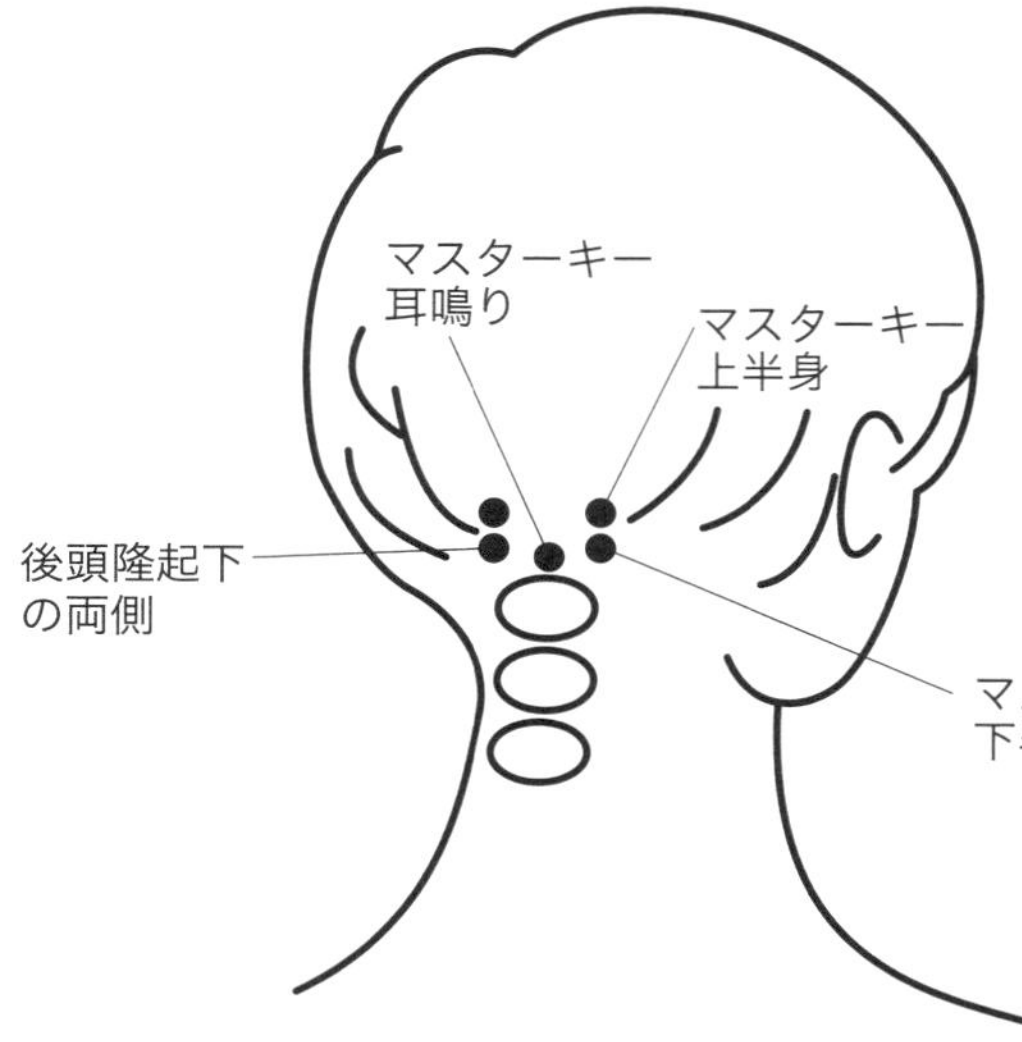

図46　マスターキー

②手足反射区の対応（図47）

図示したように、手、足はそれぞれ反射区の対応が見られます。

例えば、足首の捻挫の場合、最も痛い部位を確認し、それと対応する手首の最も足首の痛みのある部分と似ていると思われる点を圧すると非常に痛みを訴えます。その点に置鍼しますと、足首の痛みが取れるという現象を使った治療点です。これは同様に膝には肘、股関節には肩といったようにそれぞれ反射区として対応しています。基本的には置き鍼を使用します。

以上、YNSAをグループごとに解説してきました。

このYNSAにて、一人でも多くの人の苦しみが改善されればと思います。

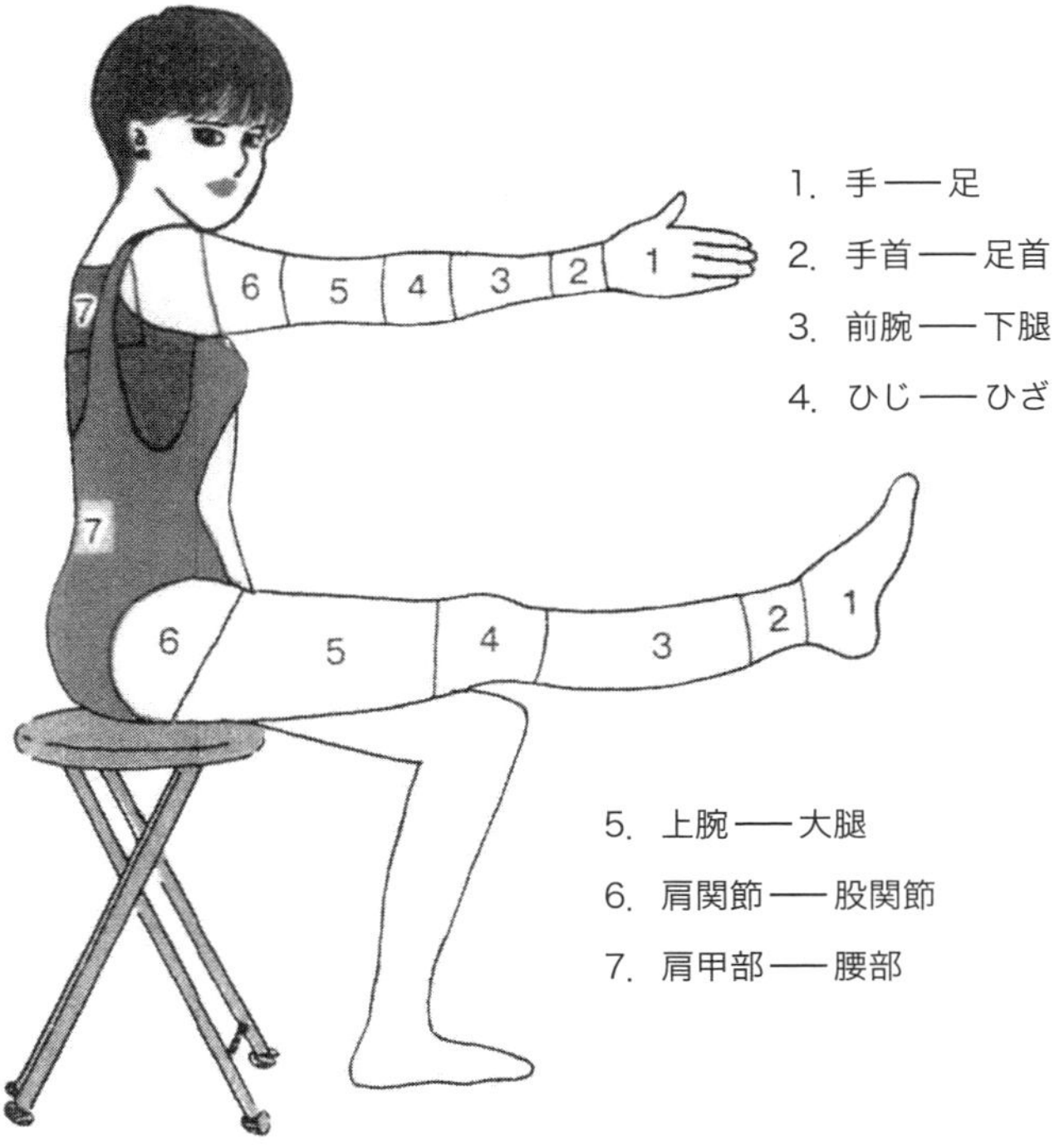

図47　手足反射区の対応
出典：『若石～足はあなたの主治医～』21若石健康研究会著、21若石健康研究会出版部、一九九二年

3　YNSAまとめ

・YNSAは診断と治療を組み合わせることで非常に高い治療効果を示す。
・ほとんど制限なく、あらゆる年齢の患者に用いることが可能。
・YNSAはあらゆる痛み、感覚器のトラブル（目・鼻・口・耳）、中枢性疾患（まひ・パーキンソンなど）、精神科疾患などあらゆる疾患も治療対象となる。
・YNSAは西洋医学、東洋医学、ほかの鍼治療、漢方治療、理学療法などあらゆる治療と併用可能。
・YNSAは刺鍼のみでなく、マッサージ、指圧、レーザーなどの刺激でも高い効果を発揮する。
・YNSAは基本的に大きな副作用はないが、恐怖や興奮、鍼を打った時の痛みなどが刺激となり、気分不良やふらつき、などを起こすことがあるので注意する。

Ⅶ章　YNSA 治療効果

1　ＹＮＳＡの改善評価

では、ＹＮＳＡの実際の治療効果を見てみたいと思います。

まずは山元敏勝先生著書『山元式新頭鍼療法　ＹＮＳＡ』に記されているデータをお示しします。

①疼痛に対する基本点（Ａ～Ｅ）のみの改善効果

著明改善：77パーセント
やや改善：15パーセント
改善なし：８パーセント

②片麻痺（脳卒中）に対するＹＮＳＡの改善効果

［発症30日以内］
著明改善：55パーセント
やや改善：31パーセント
改善なし：14パーセント

［６ヵ月以内］

①疼痛に対する基本点（A～E）のみの改善効果

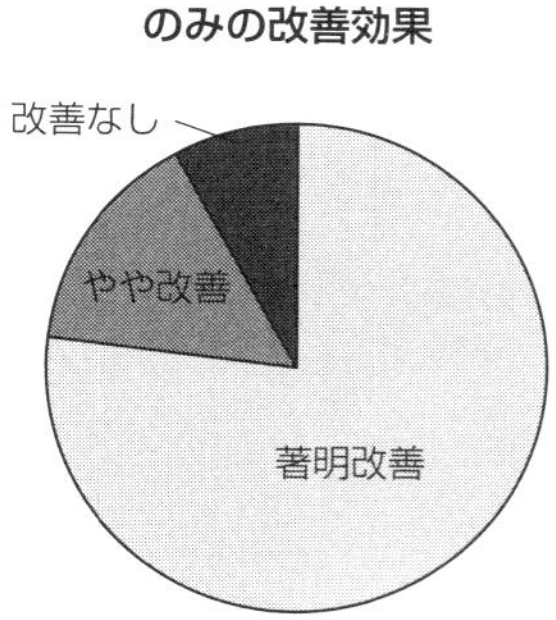

②-1 片麻痺（脳卒中）に対する改善効果
[発症 30 日以内]

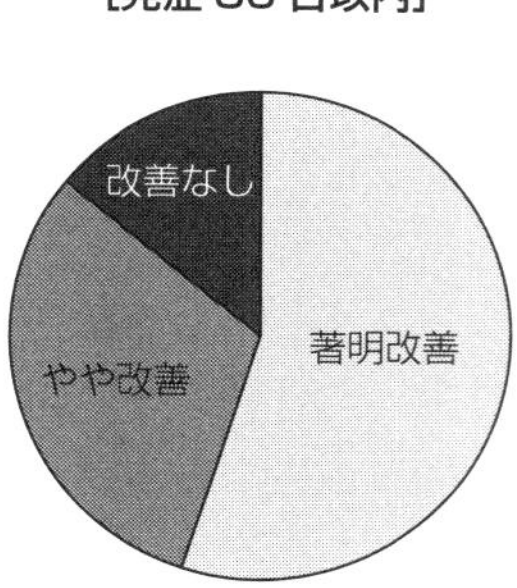

著明改善：43パーセント
やや改善：38パーセント
改善なし：19パーセント

［1年以上］

著明改善：14パーセント
やや改善：58パーセント
改善なし：28パーセント

ここからは個別に印象深かった患者様のご紹介です。

②-2 片麻痺（脳卒中）に対する改善効果
［発症 6 カ月以内］

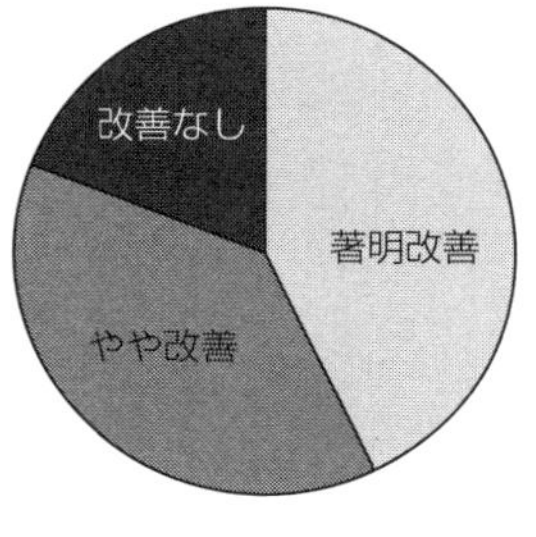

②-3 片麻痺（脳卒中）に対する改善効果
［発症 1 年以上］

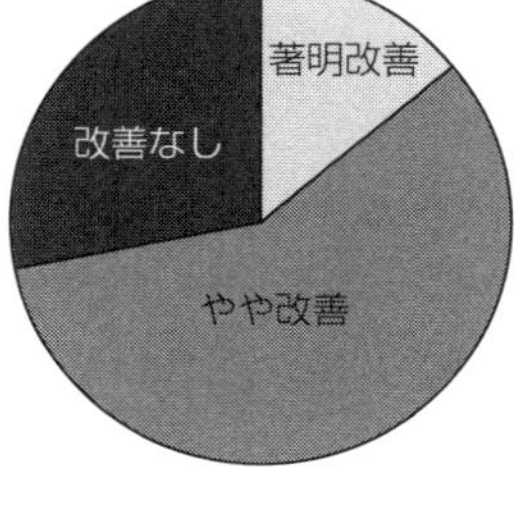

③そのほかの疾患

・パーキンソン病

現在康祐堂鍼灸院では月間3～40名以上のパーキンソン病を診察しています。

パーキンソン病の歩容動作の安定、手足の震え、身体の痛みや抑うつ状態、姿勢反射障害、嗄声、自律神経症状などに優れた効果があり、疾患の特性上完治が望めるわけではありませんが、健康寿命を延長するのにＹＮＳＡは寄与することができます。

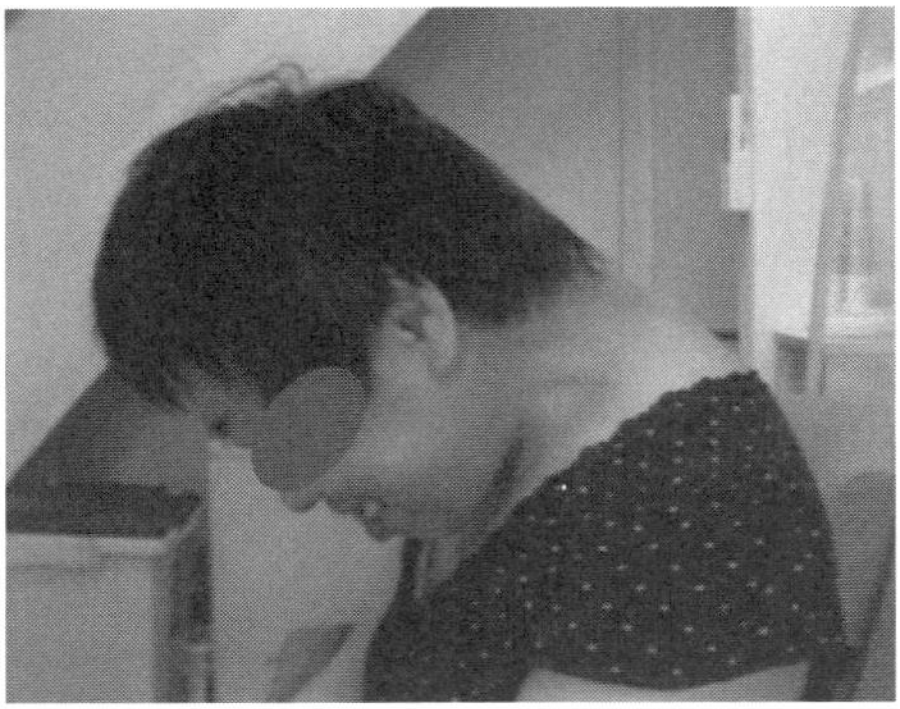

【1　50代女性】

薬の増量に伴い首が徐々に前屈してしまった症例です。首を上げようとしても上を向くことが出来ません。

左Ａ点、脳点、大脳点、Ｙ点心包、アイソマトトープ胸椎のＹＮＳＡ治療直後から上向きになれなかった首を上げることができるようになり、３年ぶりに人と目が合ったと大変喜んでいらっしゃいまし

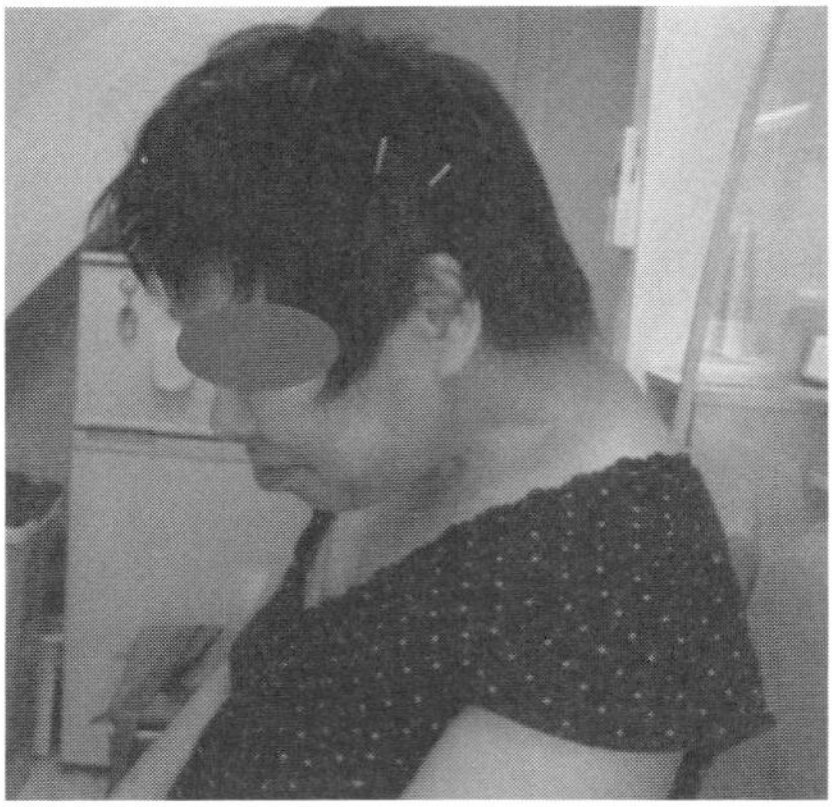

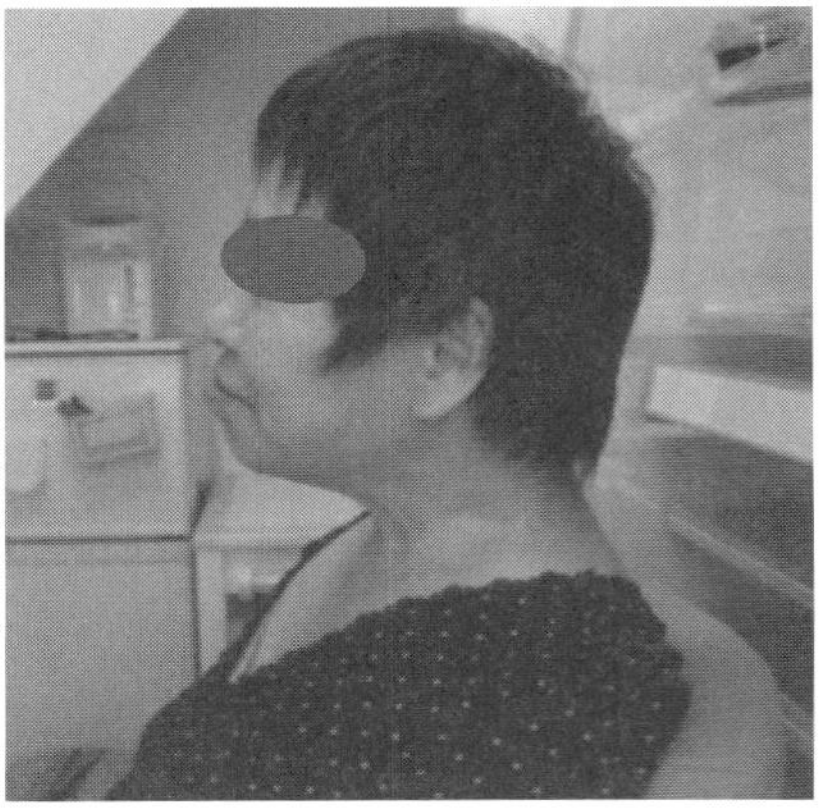

た。構音障害も改善し、家族とのコミュニケーションもスムーズになりました。継続して治療を続けることで、首が曲がることがなくなり、減薬することができました。外出することも増え、患者さんのご家族からとても感謝された症例でした。

【2　60代男性】

発症から5年間左手足の震えと、身体が右に傾くという症状で苦しんでいらっしゃったパーキンソン患者さんです。YNSA治療後身体の傾きが改善し、真っ直ぐ立つことが出来ました。パーキンソン病で罹患期間の長い方はよく身体がどちらかの方向に傾くという症状に遭遇します（姿勢反射障害と言われる症状です）。A点、C点、D点、脳点、小脳点、大脳点などのYNSA施術後身体の傾きと首の左への側屈が改善し、歩きやすくなりました。山元先生によるとパーキンソン病は例外的に合谷診に関係なく患側と同側に治療点を求めることが多いです。2年間の治療の結果現在は手の震えもほぼ止まっています。治療後は体内ドーパミンの状況が改善されるので、表情筋が緩んで仮面顔貌も改善します。

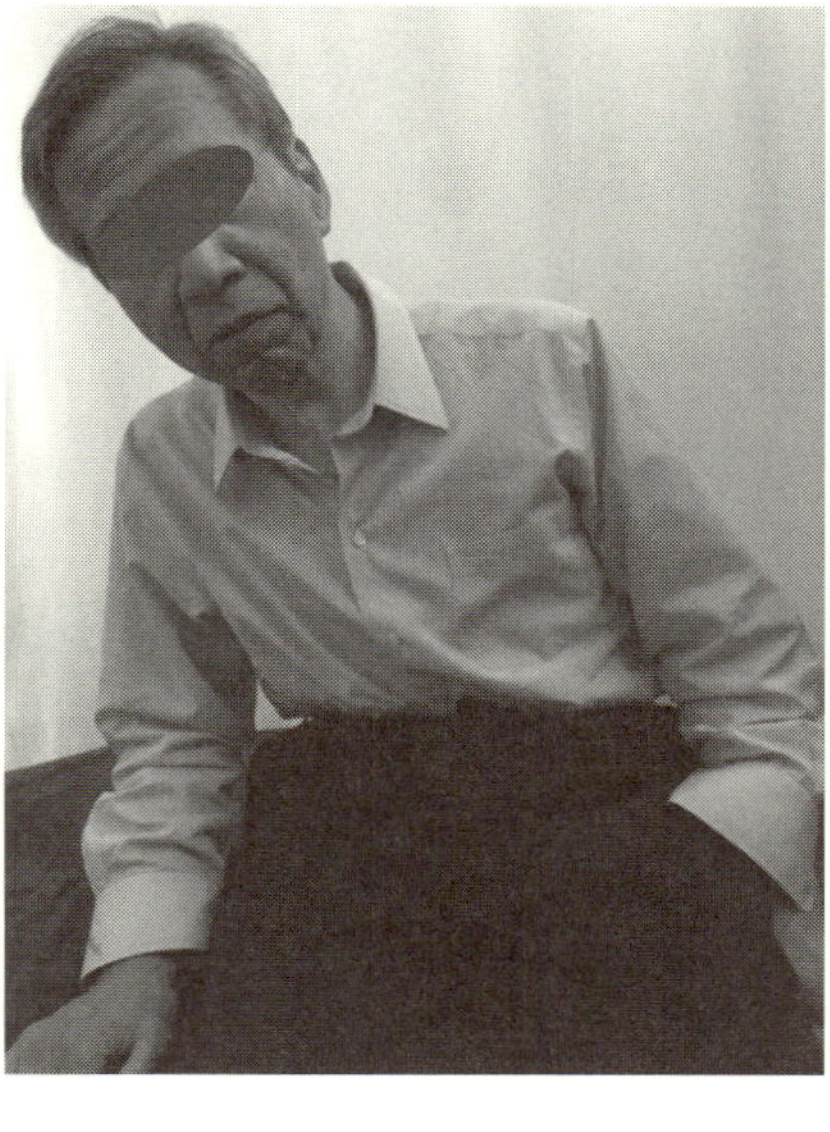

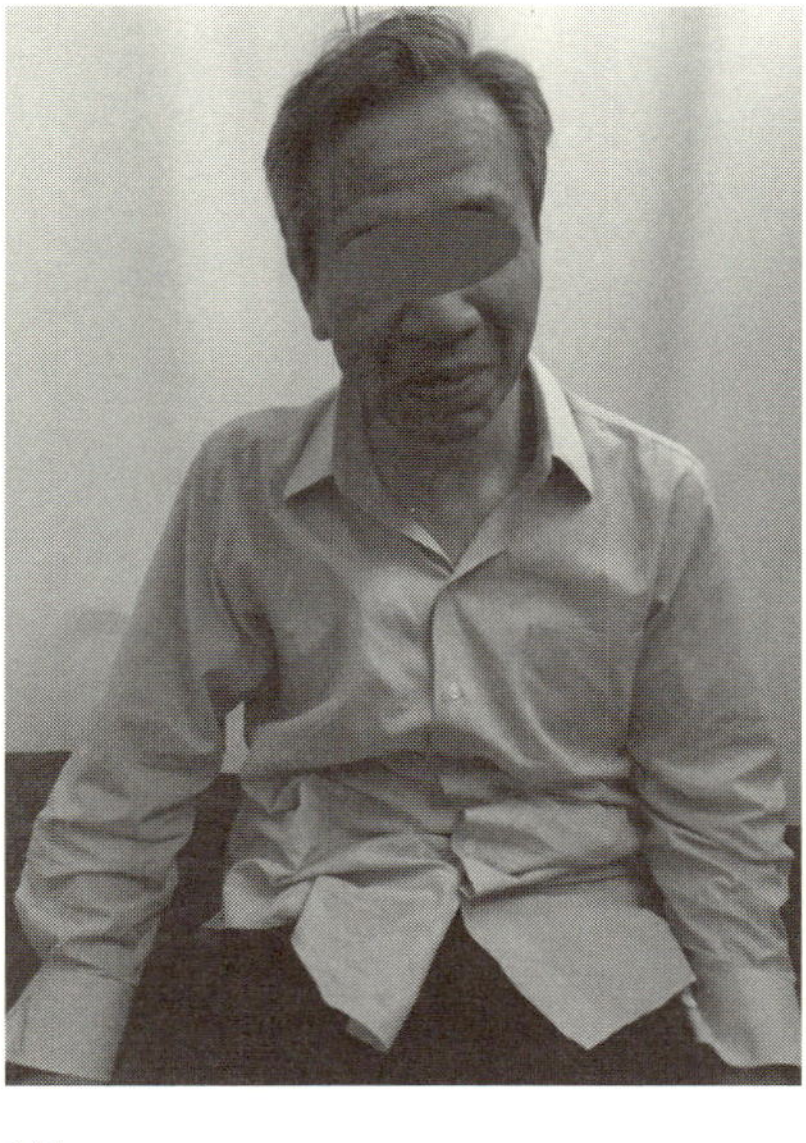

・顔面痙攣　50代　男性

30年以上にわたる顔面痙攣の方です。これまで漢方、鍼、灸、気功、ボツリヌス毒素（BTX―A）療法、さまざまな病院の診察を行っていますがまったく改善ないということで来院されました。3回ほどYNSAを行いましたが、大きな改善がなかったようで来院されなくなっています。ちなみに、以前勤務していた山元病院の臨床も加味すれば、この方を入れて顔面痙攣は全部で四例診ています。結果は1例は完全寛解、2例部分寛解、1例は効果なしでした。ちなみに完全寛解の方は内服薬（抗ウイルス薬）の併用も行っています。

・ばね指　2例

ばね指とは、手指の曲げ伸ばしが上手くできず、ばねのようにパチンと弾くような現象を起こすものをいいます。一般的には成人では中年女性に多く、ステロイド剤腱鞘内注射や腱鞘切開手術が有効とされています。今回当院で経験したのは60代、70代の女性でした。70代女性は5回治療を行いましたが大きな変化はなく、治療終了となりました。もう1例は1回目の治療で、効果がすぐに出て、ばね指がすっと伸びましたが、数日後には元へ戻りました。しかし週1回の通院を繰り返していきますと、少しずつ調子の良い期間が長くなり、2ヵ月目に入るころから症状が目に見えて良くなっていきました。現在は月に1回程度の通院で、痛みは軽減し、指の伸展も可能になっています。10年も不自由を強いられただけに、ご本人も喜んでいらっしゃいます。

・脳梗塞（急性期）

【3　40代女性】

この方は比較的早い段階の発症後4ヵ月の病院退院直後から治療が開始できた方です。

治療に対するモチベーションが非常に高く、週3回の治療を1年間継続して行うことができました。一般的に脳神経疾患は麻痺のある側の対側に治療点を取ることが多いのですが、この方は同側に反応が出ており、当初は同側の左A点、C点、D点、脳点、大脳点、Y点の肝臓などの治療点を使いました（後日麻痺側の対側に変更）。その結果を当初肩関節45度までしか屈曲出来なかったのが、一年後にはほぼ元の状態まで回復することが出来ました。肩関節だけでなく肘関節そして手指の5本指もそれぞれ分離で動かせるようになり、現在は患側で中華鍋を振って料理が出来るくらいまで回復し、大変喜ばれた症例で

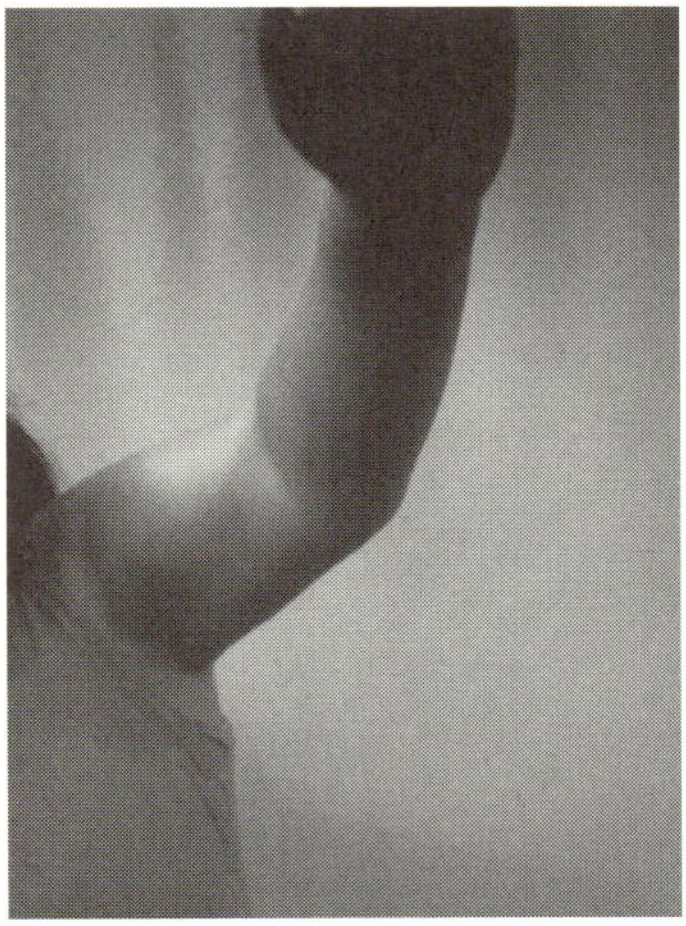

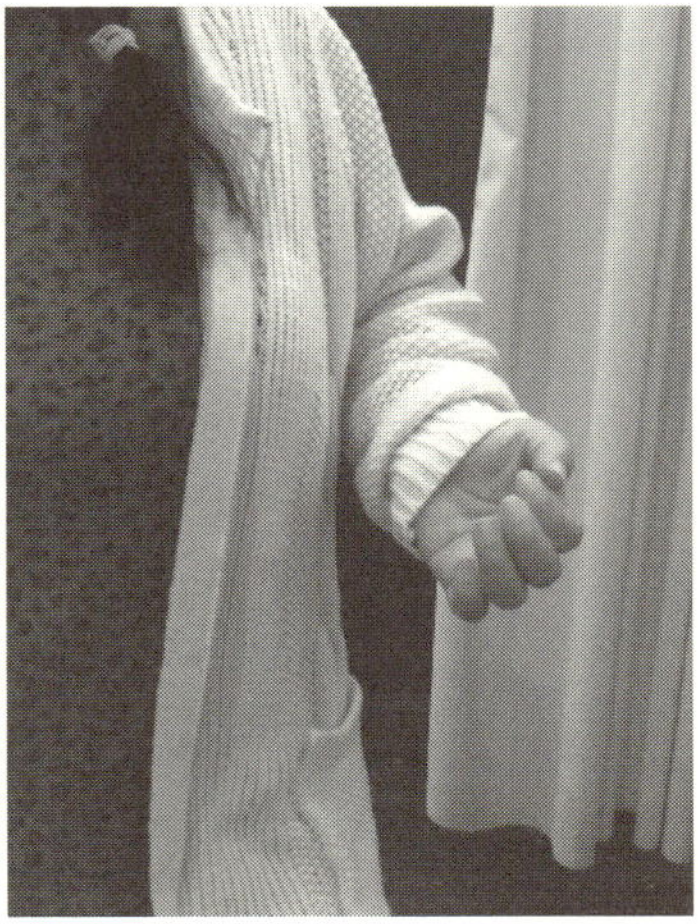

す。
　すべての症例でこのようにうまく行くわけではありませんが、早い時期から集中的にＹＮＳＡで介入することによって大きな改善を見る場合があります。

【4　30代女性】

　この方は脳梗塞発症後3ヵ月から治療を開始できた例です。
　ＹＮＳＡの評判を聴いて、入院中にもかかわらず外出許可を取って治療にいらっしゃいました。基本点Ｃ点を治療直後からそれまで全く感覚の無かった左手足の触圧覚、温覚、冷覚ともにわずかに回復し、脳点、Ａ点を使用することで、さらにはっきりと感覚麻痺が改善し、2ヵ月8回の治療でほぼ触覚、温冷覚ともに回復しました。
　発症後早い段階でＹＮＳＡで介入することが出来ると大きな改善を見ることがあります。

【5　20代　脳出血】

　発症後1年半の慢性期症例です。脳動静脈奇形出血により意識不明になり、開頭手術後セラミック頭蓋になった患者さんです。視野

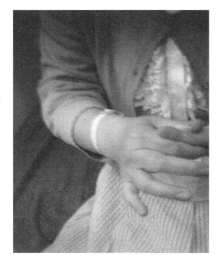

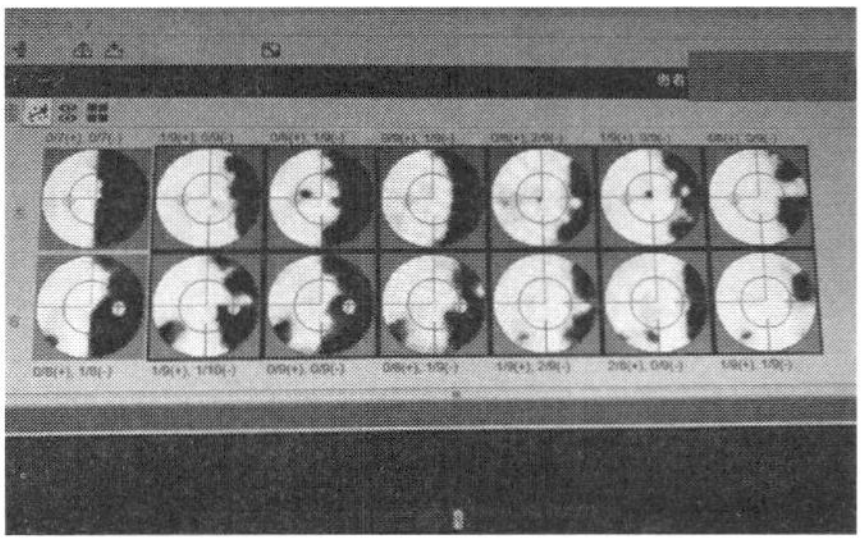

欠損でお困りで当初右側半分が全く視野がありませんでした。脳点、基本点A点、C点、E点、アイソマトトープ腰椎、12脳神経点の膀胱（視神経）、肝臓（迷走神経）、目の感覚点などを使用し、一年間のYNSA施術後5割程度しか無かった視野が9割まで回復しました。担当の医師は「どんな治療をやっているのか？」とたいへんびっくりされたそうです。

【6　50代男性　慢性期症例】

脳梗塞発症後2年経過しています。腕を上げると肘関節が屈曲してしまいますが、A点、C点、アイソマトトープの胸椎、肘などのYNSA施術後1回の治療で肘関節を伸展したまま肩関節を屈曲することができるようになりました。

腕を振ることが出来なかったのが、数回の治療でしっかり腕を振り歩容が安定しました。

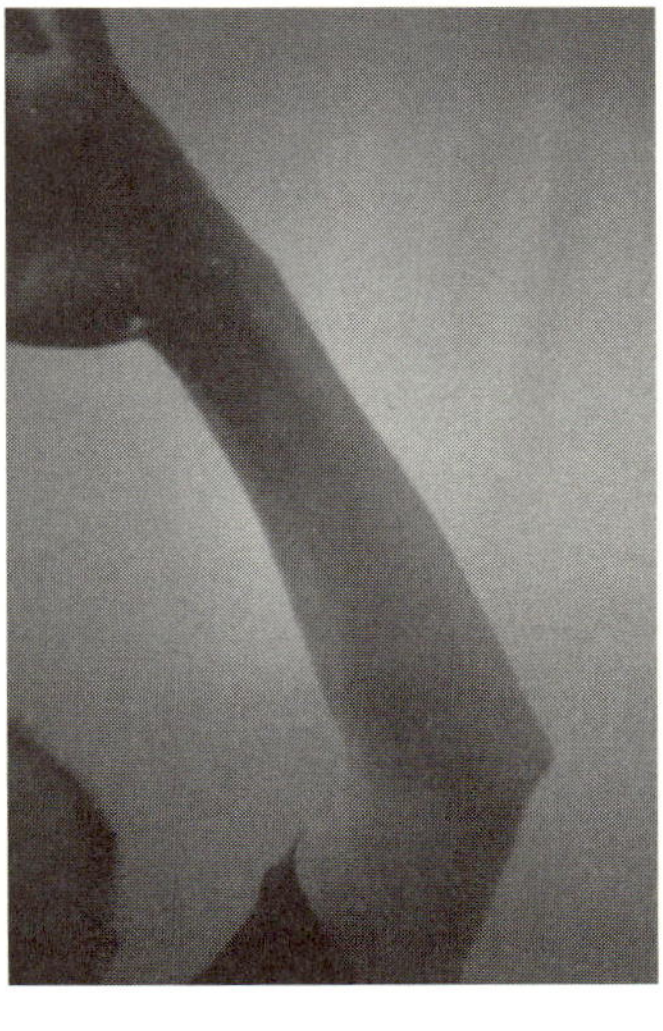

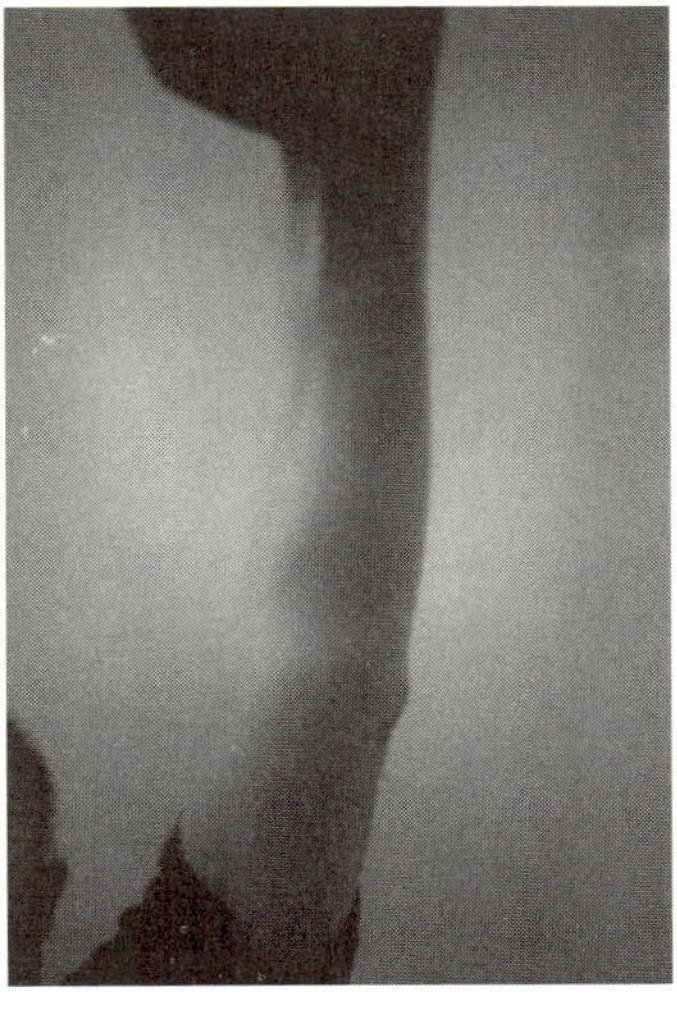

失敗例

【7　60代男性　多系統萎縮症】

多系統萎縮症の患者さんにＹＮＳＡを施術した結果、上肢、下肢ともに筋トーヌスを低下させることが出来ましたが、患者さんの実感としては「歩きにくくなった」とのコメントでした。

多系統萎縮症でも改善することはあるのですが、この患者さんは筋緊張の過緊張を起こすことでなんとか歩けていたのかもしれません。

【8　60代男性　痙性対麻痺】

Ａ点、Ｄ点、Ｅ点、感覚点の口、12脳点の肺（舌咽神経）などの治療の結果、構音障害については改善したので大変喜ばれた症例です。上肢の動きは改善し肩関節が動きやすくなり、疼痛も緩和したのですが、起居動作、寝返り、そして本人の希望だった歩行したいと言う希望については残念ながら改善が見られませんでした。

【9　70代女性　進行性筋ジストロフィー】

不眠や身体の痛みについては改善しましたが、進行を食い止めるのを期待して受診されましたが、残念ながら進行を食い止めることはできずに、亡くなりました。この方の筋ジストロフィーは大変進行が早くみるみるうちに悪化していき、お力になれずに大変残念な症例でした。

別疾患

【10　ジストニア】

頚部のジストニアの患者さんです。神戸の有名なクリニックや鍼灸院を方々回ったそうですが、改善が見られず紹介で当院を受診されました。常に頚部が左側屈位で真っ直ぐ立つことが出来なかったのですが、Ａ点、脳点、Ｙ点の肝臓、心、胆、大腸などのＹＮＳＡ治療直後から頚部が真っ直ぐになり8回の治療で完治しました。余談ですが、頚部ジストニアは胸鎖乳突筋の緊張が強い方が多いので、胸鎖乳突筋を使ったＹＮＳＡの首診と治療を使うことで、多くの例で改善を見ています。

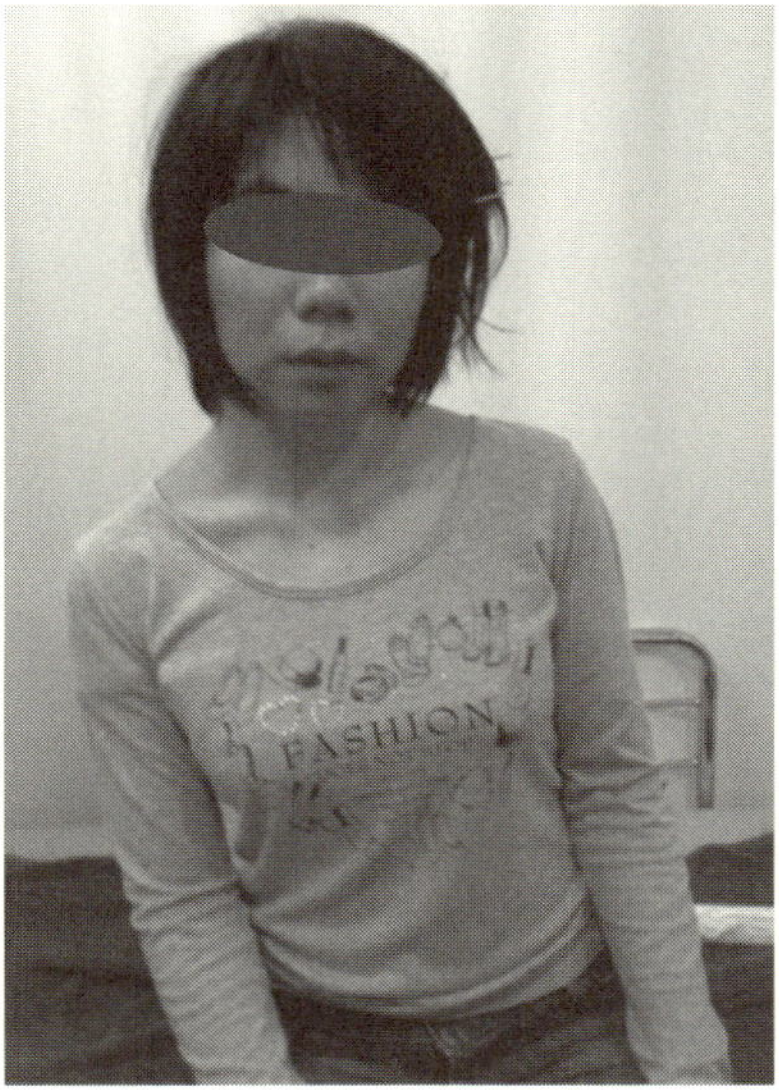

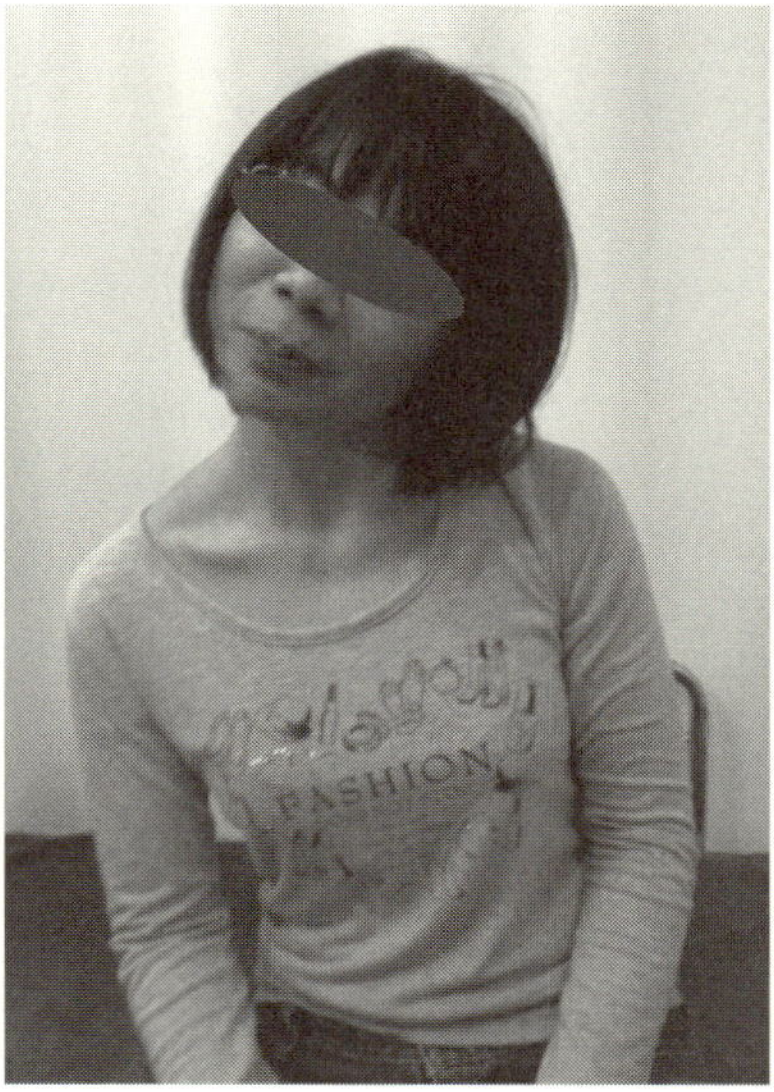

④加藤症例

【頸椎椎間板ヘルニア　右肩腱板損傷　喫煙　50代　男性】

25年前より頸椎椎間板ヘルニアにて両手のしびれがあった患者さんです。3年前より症状が悪化し両手のしびれで日常生活も妨げられるほどになりました。近医にてリリカ、セレコックスなど処方されるも改善乏しく、さらに右肩腱板損傷に伴う右肩の機能不全まで加わり当院を受診しております。基本点A・C、脳幹点などを中心に治療を行いました。

1ヵ月に2回、合計5回で上記症状ほぼ消失、肩の動きも改善。また脳点の刺激で、これまで何度試みてもできなかった禁煙というおまけも加わり、非常に喜ばれた症例でした。

【脳性まひに伴う歩行障害　不安障害　左股関節痛　30代　女性】

生まれつき股関節の形成不全あり。年齢に従い、徐々に痛み悪化。出産後急激に歩行状態悪化し、当院来院時は、支えがないと歩けない状態でした。

それに加えて、広場恐怖、人の視線恐怖など恐怖症の影響で体が硬直し、さらに動きを悪くするという苦しみも抱えていました。

当院では、脳点・Ｉソマトトープの股関節を中心に１ヵ月に２回のペースでＹＮＳＡを行いました。それにより痛みは速やかに改善し、自己歩行ができるようになりました。さらにその後の治療継続で、子供（１歳）を抱っこすることも可能になっています。また、恐怖症も徐々に改善し、現在では家族でショッピングモールに買い物に行ったり毎日を楽しんでいます。

残念ながら脳性まひに伴う股関節の形成不全は治癒しませんが、ＹＮＳＡにて痛みをとることで、日常生活を笑顔で送ることは十分可能になった症例です。

現在も月に１回程度、継続治療を行ってくれています。

【帯状疱疹後疼痛　80代　男性】

帯状疱疹後の痛みが３年半続いていた症例です。

来院時は１日中左肩から左腕のすべては痛い、苦痛でたまらないと訴えていました。奥様の介護の関係等あり（現在入院中だが退院後はつきっきりとなり通院は不可とのこと）、こちらには４ヵ月、さらに距離の問題があり月に１回しか通えないということでした。

４回という少ない回数の治療で、私自身もうまくいくか心配でしたが、左A点、E点、脳点を中心に刺鍼を行ったところ、1回の治療から効果高く痛み半減、4回終了時は朝のみ痛みが軽度あるものの、日中はほとんど痛いのを忘れているとのことで、少ない回数で問題ない程度までもっていけることができた症例でした。

ただし、帯状疱疹後疼痛は、すべてこのようにうまくいくわけではありません。とくに発症後時間が長くたっている場合は、治療に難渋するケースもしばしば経験します。

【うつ病　70代　女性】

20年前にうつ病発症。その後、精神科にて多数の薬を出されるも改善が見られない状態でした。

来院時は精神科の薬としてアナフラニール6錠を中心にその他デパス、デパケン、レキソタン、ソレントミンなど精神疾患の薬が多数処方されていました。

不安が強く、ご主人なしで一人家にいることができず、また散歩も難しい状態でした。

しかしYNSAを始めて、数回で調子よくなり薬が徐々に減量、また不安も取り除かれていき、8年ぶりに一人で留守番ができたととても喜んで報告してくださいました。

その後も、毎日の散歩、家族での旅行、友人との会食など、これまでの時間を取り戻すように活動できるようになり、治療開始後6ヵ月で現在はアナフラニールのみ1日3錠でコントロールできるようになっています。

薬をすべて廃薬にできる日もそれほど遠くないと、ご夫婦でワクワクされている毎日です。なお治療点ですが、自律神経の調整として、A、D、E点及び脳幹点、さらに心、心房、肝、胆など精神に利用されることの多いY点を使用している。

【突発性難聴（左右）に伴うめまい、耳鳴り】

突発性難聴にて15年前に右の聴力を、1年半前に左の聴力を失い、また同時にひどい回転性めまいと耳鳴りで日常生活を妨げられていた患者さんです。

当院にて耳点、聴神経、脳点を中心にYNSAを行ったところ、回転性のめまいが徐々に消失、また耳鳴りも少しずつ感じなくなってきました。その後月2回、10回の治療でめまいはほぼ消失、現在では30分以上離れた病院まで歩いていけるようになり、耳鳴りもほぼ気にならない状態になっています。

残念ながら聴力はまだ戻らない状態ですが、なんか少し良い感じがするとのことで、現在も治療継続してくださっています。

⑤ＹＮＳＡ　加藤治療体験談

【うつ病　７０代　女性】

うつ病と戦うこと30余年、いくつもの開業医と病院を駆け回り、苦しみぬいた数十年でした。

精神科にて抗うつ剤など5種類のお薬を飲んではいるものの、眠れず、体のエネルギーが不足し、日常生活もままならない毎日でした。

そんなある朝、お父さんが、「お母さん、お母さん」と言いながら、新聞記事を持ってきました。そこに示されていたのが、山元敏勝先生の書かれた著書、「ＹＮＳＡ　あきらめなければ痛みも麻痺も必ず治る」という本でした。早速買い求めて読み、感動し、ためらうことなく宮崎に治療に行くことに決めました。

２０××年の8月から11月の４ヵ月間、山元先生に治療していただき、だんだん良い兆候が見えてきました。しかし、宮崎があまりに遠いので、山元先生に相談させていただいたら、「私の一番弟子の加藤先生が東京にいるから、行ってみなさい」と言われ、それでは行ってみようと予約を待つこと1ヵ月、焦る気持ちはどんどん募る中、加藤先生の診察となりました。ドアを開けて笑顔で迎えてくれた加藤先生は、穏やかで実直な人なのだろうという印象でした。

12月から針治療を始めて、信じられない早さで、体にエネルギーがたまり、夜もよく眠れるようになりました。それに伴い、これまで数十年飲み続けた病院のお薬も減っていき、現在では1種類の抗うつ薬（これも6錠から3錠まで減量）に、睡眠薬の屯用で毎日を快適に過ごせていますす。これも一生懸命加藤先生が私の身になって治療してくださったおかげです。

30余年もの間苦しんだ私にとって、加藤先生はドクターの中のドクターです。7月には主人と北海道の7泊8日の船の旅にも行くことが出来ました。感謝以外の何物でもありません。本当にありがとうございます。

【脳梗塞後遺症　60代　男性】

２０××年×月に2回目の脳梗塞を発症し、左手と左足に麻痺が出現し、救急車で病院へ搬送され約1週間入院しました。その後リハビリテーション病院に転院し1ヵ月半リハビリ治療をしたのち、職場に復帰しました。

しかしながら、後遺症で左手、左足の筋力の低下がみられ、リハビリで改善乏しかったとき、テレビでYNSAのことを知りました。すぐに宮崎に飛び、山元先生から2回ほど治療を行ってもらったのですが、明らかな改善を感じました。

しかし、宮崎に通うのは困難でとお話ししたとき、東京に唯一の弟子であり信頼できる加藤先生がいるからと紹介していただき、すぐにこちらを予約させていただきました。

そこから月に2度ほど通っていますが、どんどんと左の力が入ってきて、今ではゴルフの打ちっぱなしに行けるようになりました。ゴルフのコースに出られるのも目前となり、今ではその日をワクワクしながら待っています。

【頸椎損傷　胸椎圧迫骨折　80代　女性】

私は20××年、1・5メートルの高さから転落し、頸椎損傷に伴う右手の麻痺及びしびれ、その2年後に家で転倒し胸椎圧迫骨折（ボルト固定手術）した影響で、左側にも痛みとしびれが出現し、数年苦しんでいました。なんとか押し車で歩くことはできましたが、腰の痛みが強く、移動は非常に苦痛でした。

そんな時、新聞で山元先生の著書をしり、早速購読。ただ宮崎には通えないため、宮崎の山元病院に電話したところ加藤先生を紹介され、受診しました。

頭に鍼を刺すというので、少し不安でしたが、それほど痛みはなく、また加藤先生の穏やかな笑顔で安心して治療を受けられました。

最初の治療から2日間ほどは、かえって動きが悪い感じがしましたがその後徐々に動きが改善していきました。また両足にあったモヤっとした感じがなくなり、楽になっているのを感じました。

3回目の治療で左足首から下の力が入るようになり、また右の足を上げるのもスムーズに楽にできるようになり、歩行が楽になりました。

4回目の治療が終了した後、買い物に行ってビックリするぐらい楽に歩け、気分的にはこのままどこまでも歩けるのではないかと思うぐらいでした。

息子に、仕事を休んで連れてきてもらうのが心苦しかったのですが、日常生活に困ることが無くなり、もう大丈夫だという自信が出てきたので、ドクターと相談し、5回で卒業ということになりました。

最後は、卒業証書までもらい、数十年ぶりに頂いたこの賞状は、死ぬまで宝物にしたいと思います。

　加藤先生、本当に、本当にありがとうございました。

【耳鳴　60代　女性】

　20××年、左の中耳炎がきっかけか、耳鳴りが出現しました。なぜか、左だけでなく、右にも耳鳴りは出現しました。音はそれぞれ違っていて、左耳じーっとセミの鳴くような声、右耳はキーンという機械みたいな音でした。

　色々な病院に行きましたが、年のせいだと言われ、あきらめていた時、新聞で山元先生の本を知りました。関東で、この鍼治療ができる良い先生はいないかと宮崎の病院に電話したところ、加藤先生を紹介され、受診しました。

　最初に加藤先生からは、
(1)耳鳴をゼロにしようとしないで、少々音が聞こえても「ま、いっか」と楽に過ごすこと
(2)楽しい時間を増やして、音を意識しないようにすること

の2つを注意するように指導を受け、鍼治療の開始となりました。

なお、治療は最初の3回は2週間に1回、その後は月1くらいでとのお話でした。

1回目の治療で、外の音がある環境では、耳鳴りは気にならなくなりましたが、家の中など静かな環境ではやはり気になりました。

それに対して、加藤先生からは、「家で好きな音楽を聴いて、耳鳴りをできるだけ意識しないようにしてください」とアドバイス、さらに耳気功も教えいていただき、1日数分間、毎日行うようにしました。

それにより、徐々に耳鳴りは気にならなくなってきました。しかし、寝る時など、集中すると、やはり耳鳴りはまだ気になりました。

そのように先生に言うと、「耳鳴りで眠れないことはありますか」と言われました。

「ないです」と答えると、「では、耳鳴りが少なくとも◯◯さんの日常に悪さはしていないですよね。なので、『耳鳴りがあっても、まあいっか』で進んでください。もし、耳鳴りが気になったときは、『耳鳴はある。でも◯◯はできるから問題ない』と耳鳴りを否定的にとらえないトレーニングを行ってください」

と指導を受けました。

「そうか、耳鳴り、耳鳴りと気にしていたけど、今の私の毎日に何も悪さはしていないし、まあいっか」

と思えるようになると、どんどん心が楽になりました。そして不思議なことに、それに伴い、耳鳴りもどんどん楽になっていきました。

7回目の治療終了時、耳鳴りもほとんど気にならないことを伝えると、加藤先生からも「体のバランスも整い、中庸になったので、もう大丈夫でしょう」とのお言葉を頂き、治療卒業となりました。

思いがけず、卒業証書も頂き、感動しております。

本当に加藤先生、ありがとうございました。

【右上の歯の痛み（三叉神経痛）　80代　女性】

このたびは、先生から体験談の依頼がありましたため、つたない文章でお恥ずかしい限りですが、お話しさせていただきます。

私は7年前、歯の治療をきっかけに、右の上の歯の痛みが出現しました。とにかく痛みがひどく、物をかむこともできません。歯科から原因はわからないからと口腔外科を紹介され受診したところ、神経は全て取り除いているから痛むはずはないといわれました。徐々に良くなるでしょうといわれ、様子を見ておりましたが、痛みはひどくなる一方で、最終的には、神経を麻痺させるテグレトールというお薬が処方されました。これが効果があるのなら三叉神経痛だろうといわれ、飲むと確かに少し楽になりました。ただ、痛みは常に感じており、テグレトールを飲み始めて1年3ヵ月、苦痛は続いておりました。

そんな時、お薬をもらいにいった薬局で、歯の痛みの苦しみを言ったところ、「健康増進クリニックの加藤先生に見てもらったらどうか?」と言われて、やってまいりました。

最初は、どのような治療をされるかもわからない状態でしたが、先生のお優しいお顔を見て安心しました。

「鍼をやってみませんか」

と言われ、そのような治療で効果あるのかなあと、初めは半信半疑でしたが、数本おでこを中心に刺されてビックリ。なんと、7年間ずっと痛かった歯の痛みがなくなっているではありませんか!

ただ、最初の1~2回は治療後1~2週間たつと、再び痛みが出てきましたが、その間隔も徐々に伸びていき、今は1月に1回程度の治療で、毎日痛みを気にすることもなく快適に過ごせるようになっています。

もう、死ぬまで治ることはないとあきらめていたので、本当にうれしいです。
加藤先生、本当にありがとうございました。今後ともどうぞよろしくお願いいたします。

【左側の腰、股関節の痛み　70代　女性】

20代のころ、初めてぎっくり腰になりました。その後もぎっくり腰などを繰り返し、数十年、腰の痛みと付き合っています。

そんな中2012年、左の腸骨を骨折、その後、そこをかばっての歩き方が悪かったのでしょう、右の股関節が痛くなり、整形外科で手術を行わなければならないほど悪化しました。そして手術をしたところ、右の股関節は良くなりましたが、その手術のせいで足の長さに左右差が出て、今度は左の股関節が痛くなってしまいました。

腰の痛みに関しては、もう50年近く続いており、半ばあきらめておりましたが、これに股関節の痛みまででてきたため、日常生活が非常に大変になり、困っていました。整形外科など、いろいろな病院や治療院に行きましたが改善なく途方に暮れていたとき、加藤先生を紹介されました。

加藤先生は、これまでの話を丁寧に聞いてくれた上で、「少し、心が痛みに影響しているかもしれません」とメンタルチェックして下さいました。それによると、単純に解剖学的な痛みだけでなく、身体表現性障害など、心が痛みを誘発しているところも見られるとのことでした。「ここで、体の痛みだけでなく、心の痛みも一緒に治していきましょう」これまで、体の苦しみだけでなく、家族関係などたくさんの心の苦しみがあった中で、このように言われて、やっと私のことをわかってくださる先生に出会えたと、涙が出るくらいにうれしかったです。

その後、頭の鍼を行ってくださいましたが、長年苦しんだ腰の痛みが、1回の治療ごとにどんどん良くなっていき、同時に胃腸障害やのぼせなどの症状もなくなっていきました。

3回目の治療が終わったところで、なんと数年ぶりに1時間の散歩ができ、先日は那須まで旅行にも行けました。

加藤先生に出会えたことを心から感謝しています。

これからもよろしくお願いします。

【脳幹梗塞後の右のしびれ 残尿感　肛門痛　60代　男性】

私は○○県から新幹線で2時間かけて加藤先生の外来に通っています。

２０××年×月、脳梗塞で倒れました。その後、運動障害はほとんど見られませんでしたが、右側の手のひら、甲、前腕に強いしびれを認め、さらに足のしびれ（手の２割程度）、残尿感、肛門痛を認めていました。

主治医の先生には、これらは治す方法はないと言われて困っていたとき、加藤先生を知りました。東京なので、少し距離の問題はありましたが、とにかく行ってみようと思い、予約の電話を入れ、２ヵ月ほど待ち、受診となりました。

どのようなものかと思っていましたが、鍼治療と点滴の併用で、１回目の治療から、肛門痛、残尿感は明らかに軽くなりました。その後、２回目、３回目でこれらはほぼ消失。またもっともきつかった手のほうも少しずつですが、確実にしびれは改善してきており、今は希望をもってウキウキしながら新幹線に飛び乗っています。

これからも○○から東京まで通ってきます。

加藤先生、どうぞよろしくお願いいたします。

⑥山元敏勝先生症例（加藤報告）

【原因不明のしゃっくり　70代　女性】

K県より1週間泊りがけで来られた患者さんです。数十年以上しゃっくりが続き、回数、音ともすごく、外出も困難な状態の方でした。YNSA 1回目で、1分間に60回近いしゃっくりであったのが、半減。5日間の滞在期間中の治療と限られた期間でしたが、最終的には1分間に10回以下、また音もとても小さくなって帰郷となりました。本人は涙を流して喜び、その後、手作りの野菜とともにお礼の手紙を送ってくださいました。

【両側腱鞘炎　頚椎椎間板症　80代　男性】

両側の手指屈曲、伸展障害出現。近位整形外科にて腱鞘炎と診断。手術しか治療方法はないと言われましたが、どうしても手術はしたくないと、それ以外の治療を求めて来院となっています。一度の治療で右手の屈曲、伸展障害がなくなり、動きがスムーズになったことに感動し、その後も継続治療となっています。現在、リハビリテーション、トリガーポイント注射を併用しながら、日常生活に負担がないほど両手の動きはスムーズになっており、手術を回避できて喜んでいます。

【事故後の右半身の麻痺、しびれ　70代　男性】

自動車事故により右半身の麻痺、しびれで苦しんでいた患者さんです。初診時は車いすでの来院でしたがＹＮＳＡ１度の治療にて立位可能になり、また右手の動きに改善がみられています。その後も徐々に右手、右足の動きが改善してきており、現在は意欲的にリハビリ行いながらＡＤＬの回復に努めています。現在も月に1回程度通いながらさらなる回復を目指しています。

【常にあるめまい　80代　女性】

25年前右耳手術。以後、めまいが出現。様々な治療を試みるも改善なく、20年前、10年前と2度の脳梗塞の発症によりさらに症状が悪化していた方です。

藁にもすがる気持ちで来院。ＹＮＳＡの治療により徐々にめまい、ＡＤＬ共に改善していきました。現在では、姿勢変化にて若干のめまいが出ることはありますが、以前ほどのものはなく、穏やかに生活ができるようになっています。

【うつ病　パニック障害　50代　女性】

うつ病、パニック障害により精神科にて数種類の内服処方を受けていた患者さんです。内服治療にて改善が乏しいため、ＹＮＳＡを希望して来院となっています。

初めはＹＮＳＡの治療で頭の中がすっきりするものの、鍼を抜いて家に帰ると、また不安感が出現していました。しかし、繰り返す事により少しずつ鍼の持続時間が延長。現在は薬の減量に成功しており、月に１回程度の治療で安定した生活が送れています。

Ⅷ章　YNSAを利用した日常健康法

1　自分の健康は自分で守る

「年収630万円、今年一年間の借金330万円、現在の借金総額一億円」

このような放蕩生活をしている人がいます。われわれが住む日本です。

この国の借金は2017年3月末の時点で、1071兆円となっています。

これに対して、税収を含めた歳入は63兆円、国債発行33兆円となっています。つまり簡単に言えば一千兆円の借金がある中、税収は63兆円しかないのに、33兆円を借金して年間96兆円の贅沢をしているということになります。

このような厳しい日本財政において、日本が今後「健康保険」という制度を維持していくのは非常に厳しいと考えてよいでしょう。

「2015年度国民医療費概要」によれば、2015年度の医療費は総額42兆3644億円！　なんと国の国債発行額より高額です。このうち皆さんが納めた保険による収入は20兆６７４６億円、患者負担が４・９兆円、そして不足分16兆円分が国の借金なのです。

しかも、これは２０１５年だけの話ではなく、ここ十数年常に続いている現象です。その結果が、「年収６３０万円の家庭の借金が一億円」という現実なのです。

もうわかりましたよね。

現在ある健康保険は借金を続けながら、無理矢理維持している制度なのです。もう、出血多量で、いつ死んでもおかしくない、つまりこの制度そのものが限界を超えているのです。

さらに今後、高齢者が増え続ける日本では、医療費は増え続けると予想されています。しかし一方、保険料を納める労働人口は減る一方ですからこの差は開くばかりです。

明日「健康保険」という制度を維持することができなくなっても理論上なんの不思議もないのです。

ではどうしたらよいのでしょうか？

答えは一つ、「自分の健康は自分で守る」という決意です。

よって、ここで、YNSAを使った健康法をお話し、自分の健康維持を各々が目指してもらいたいと思います。

2 YNSAセルフケア

①痛み全般に対して

これは、個別の症状に対応するための治療法です。やり方はとても簡単です。

(1)まず基本点AからI点のだいたいの位置を再度確認してください。

(2)自分の症状に合った点を使います。例えば肩こりならA点～C点、腰の痛みならD点、坐骨神経痛ならF点などです。

(3)だいたいの位置を親指の爪で軽く押してみてください。そうすると「ぴりっ」と痛みが走る場所があります。

(4)そこをそのまま親指の爪を使い10秒間息を吐きながら押してくださ

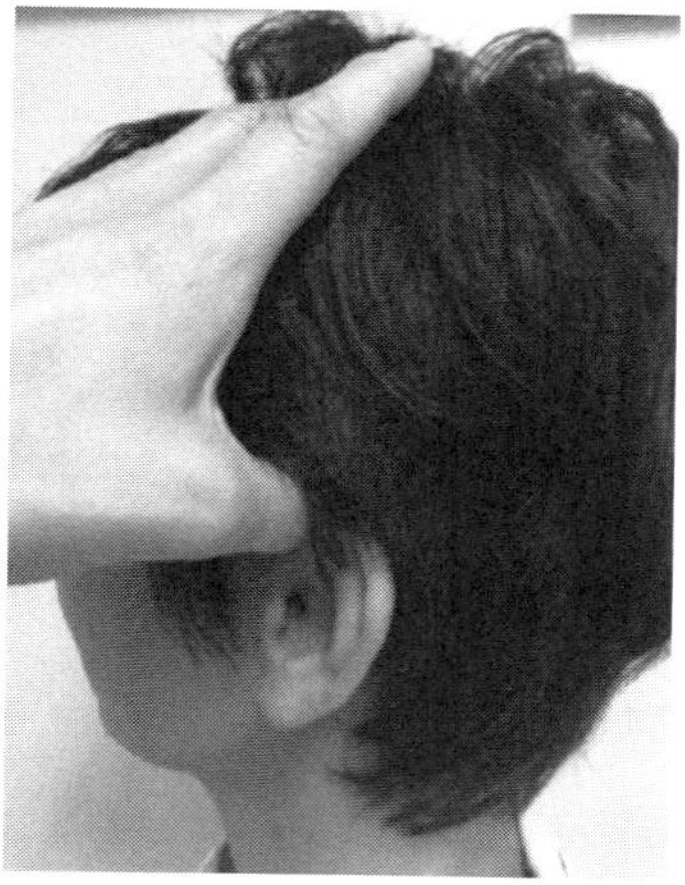

腰痛には基本点D(腰椎点)を指圧する

い。

(5)そこで効果を感じられたら、合計3セット続けてください。

(6)効果が乏しい場合はほかのツボと併用してください。

以上を1日3回程度繰り返せば痛みはぐっと落ち着くと思います。

②感覚器の異常に対して

難しく書きましたが、いわゆる「目の疲れ」、「鼻づまり」などに対するセルフケアです。これは額にある感覚点「目点」、「鼻点」などを利用することで解決します。

長く本を読んだりした場合、私はいつも目の点を指圧しますが、本当にすっきりします。ぜひ一度お試しください。私はこれのおかげで、暇さえあれば本を読んでいますが今でも裸眼で1・0~1・2をキープしています。

③内臓器疾患に対して

急性期疾患

例えば、いわゆる下痢の場合、これは側頭部の髪際の小腸、大腸の点がポイントです。そのあたりを刺激するととても痛い所があるのでそこをゆっくり押してください。爪で押しにくければ箸やボールペンの裏を使って気持ちの良い程度に刺激してもかまいません。これにより、症状が緩和されるのを感じるはずです。

私も電車内で便意を催した時、この小腸、大腸点に何度か助けられました。

慢性疾患

例えば糖尿病の場合、ポイントは血糖値を下げるホルモン、インスリンを放出する「膵臓」です。よって、この膵臓に最も重点を置いて指圧してください。毎日10秒×3回を三セット（合計時間1分30秒）ゆっくり押すだけで効果が期待できます。

ただし、このような場合は全身的なバランスを整える必要がありますから、以下に示す「体全体」をケアするマッサージを併用していただければより効果は高いと考えられます。

④全身のセルフケア

今からお話しするのは、「病気を治す」という目的も当然ですが、むしろ「病気にならないためのセルフケア」だとご認識ください。

これまでもお話ししてきましたが、YNSAにおいて、ポイントとなるツボは前頭部および前額部の正中から左右1センチメートルの間でした（図48）。

つまり、このルートの指圧は、目、鼻、口という感覚器はもちろん、十二の内臓すべて、さらに十二脳神経と大脳、小脳、脳幹を刺激することになります。

よってぜひここを毎日爪指圧してください。

やり方はいたって簡単です。

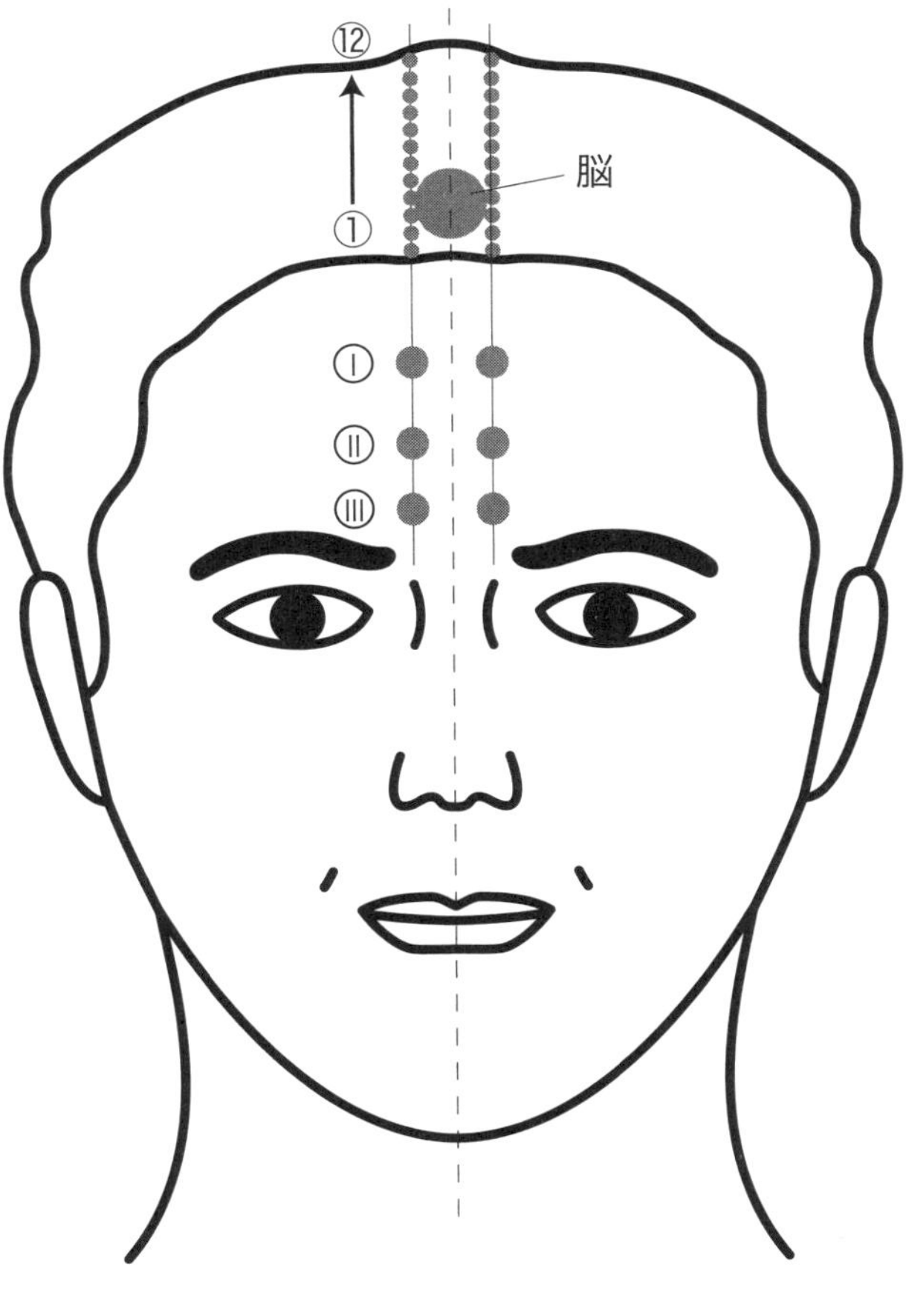

図48　YNSAのツボ

(1)まず親指の爪を鼻根部に当てます（爪を外向き）

(2)そこから頭頂部（あたまのてっぺん）まで指の間隔を約2センチメートルに保ったまま少し痛みを感じる程度に押していってください。

これをゆっくり息を吐きながら1回3往復、1日3回繰り返してください。その際、痛みが強い場所は特に念入りに指圧してください。

以上で驚くほど頭はすっきりし、視野が明るくなり、内臓、脳が元気になります。

いつでもどこでもでき、道具も必要ないとても簡単なセルフケアです。ぜひ、毎日続けて病気にならない人になってください。

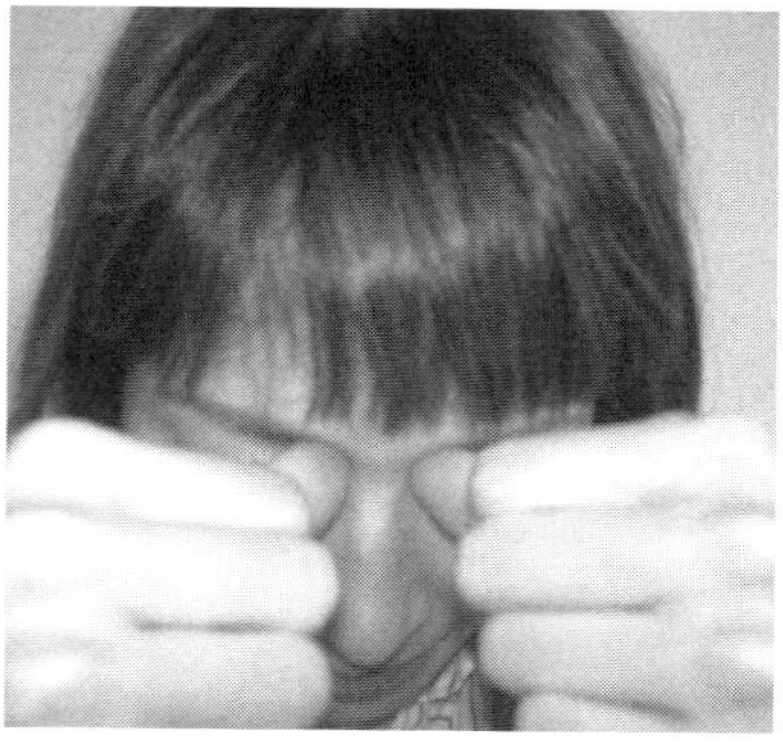

親指の爪を鼻根部に当てる

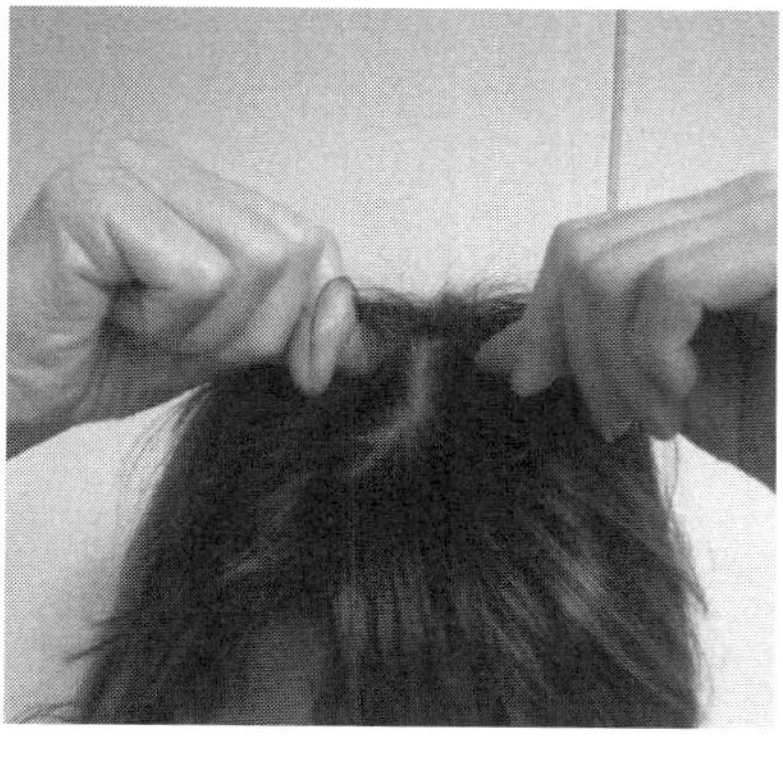

頭頂部まで押していく

Ⅸ章　痛みについて

さて、これまでYNSAについて説明を行ってきましたが、この章では、少し主旨を変えて「痛み」について解説したいと思います。

なぜ、わざわざ「痛み」を取り上げるのか?

それは、YNSAを希望してこられる患者さんは、何らかの痛み（しびれ）を持っている方が非常に多いからです。

実際の臨床においてもっともよく経験するのは、以下のような訴えです。

「腰痛で整形にかかったら、レントゲンで腰の骨が狭くなっているといわれました。」

「首の痛みは、ヘルニアが原因だといわれました。」

通常、長引く痛みを伴う場合、まずは整形外科を中心とした病院に既にかかっている方が大半です。そしてそのほとんどが何らかの画像検査をされており、

「骨の異常が痛みの原因である」

と告げられています。

この「骨格の異常」=「痛みの原因」は、これまでの日本では何ら疑

われることなく、なかば「常識」として語られてきました。

しかし、これは、21世紀の現在にあってすでに誤った認識であることと、皆さんはご存知でしたか？

ここでは、特に訴えの多い「腰痛」という視点から痛みについて考えていきたいと思います。

1　痛みの原因は骨格にあらず

これは、骨格の異常と痛みに関連が乏しいという非常に有名な論文です。

どのような論文かというと、まず腰痛のない人を集めて腰のＭＲＩを行い、それを何の情報も与えずに3人の放射線読影医に診断してもらうというものです。

もう一度繰り返しますが、このＭＲＩ画像は痛みが一切ない人のＭＲＩです。

結果です。

(1) 40歳以上の人の59パーセントにヘルニア像を含む椎間板の異常が認められた

（2）60歳以上になると、なんと93パーセントに椎間板の異常が認められた

なにが言いたいか、もうお分かりですね。

骨格は、年齢に応じて何らかの変化を見せるものであり、それは痛みと相関しないということです。

(Boden SD, 〝Abnormal magnetic-resonance scans of the lumbar spine in asymptomatic subjects. A prospective investigation.〟 J Bone Joint Surg Am. 1990 Mar;72(3):403-8.)

同じような論文として、腰痛で病院に来た人の原因を検索したところ、90パーセントの人の痛みは骨格の異常とは関係を持たなかったというものもあります。

つまり「骨格の異常と痛みは相関しないことが多い」ということなのです。

日本の腰痛ガイドラインにおいても、

「非特異的腰痛にはX線検査を実施することは推奨しない」とされてい

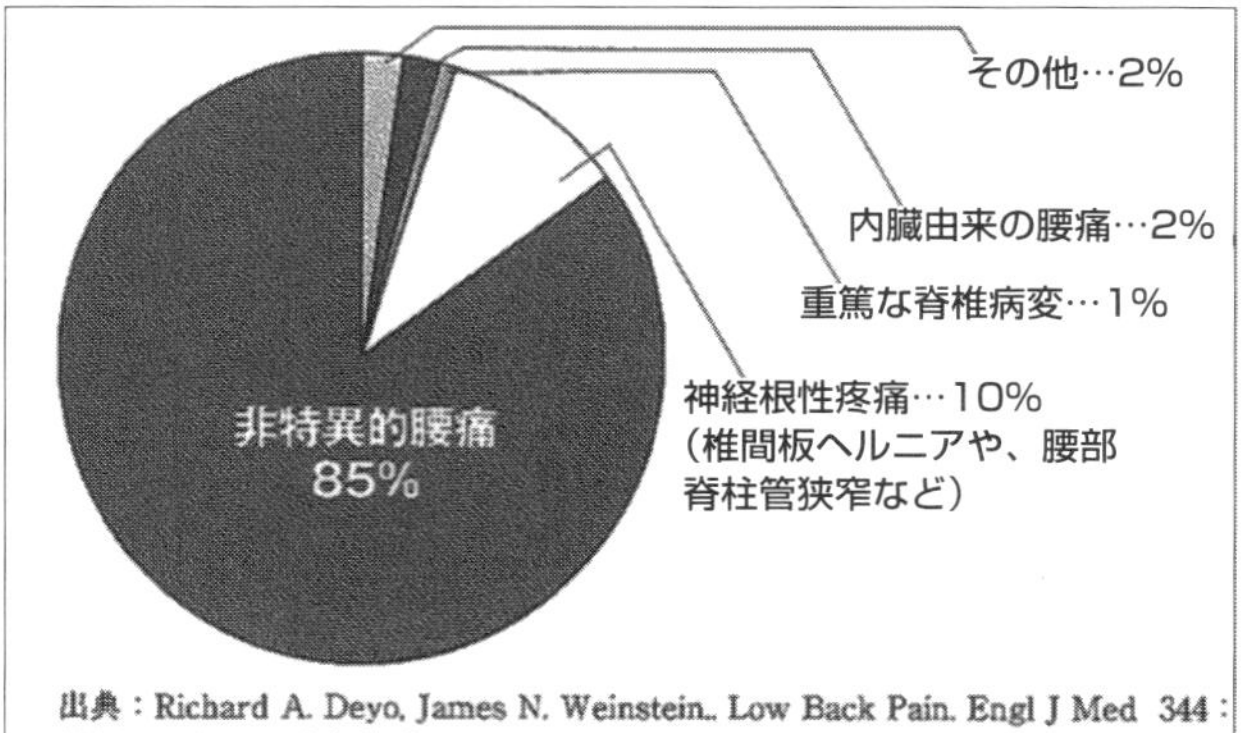

出典：Richard A. Deyo, James N. Weinstein., Low Back Pain. Engl J Med 344：363-370, 2001 より作成

ます。

しかし、現実の日本においては、なんと多くの人が医師から画像検査を行われ

「あなたは骨の異常で痛みが出ている」

と言われていることでしょうか。

そして、その言葉により、どれだけの人が、痛みを悪化させていることでしょうか。

でも、なぜ画像検査により骨格異常を指摘されると、痛みが増悪するのでしょうか。それはそこに「恐怖」が介在するからです。

2　恐怖は痛みを悪化させる

なぜ、解剖学的異常を指摘されると、恐怖が生み出されるのか？

あなたが腰痛で整形外科クリニックを受診し、レントゲン写真を撮られたと想像してください。そして、その写真を見ながら医師にこう言われます。

「あなたは、腰の骨と骨の間に狭い場所があり、そこに神経がぶつかることで痛みが出現しています。骨格の異常は治るものではありません

から、痛み止めを使いながら無理しないようにしていきましょう。コルセットも使用しましょうか。」

整形外科に行くくらいですから、長く痛みを感じ、不安をもっての受診だったでしょう。そこで

「あなたは、骨に異常があるから痛みが出現している。もう治りません」と言われたら、どれだけの恐怖でしょうか。

そして、この恐怖こそが、痛みの大きな増悪因子になります。

⑴偏桃体

私たちが恐怖を感じる脳の場所として有名なのが、「偏桃体」です。偏桃体は、慢性的な痛みを感じると、その刺激そのものを「不快なもの」として認識し、嫌悪、不安、怒り、イライラという感情を出現させます。さらにそこに「恐怖」という外部からの負の感情を受けると、痛みをさらに増悪した不快なものとして認識し、ますます痛みを脳で増幅させてしまいます。これにより、椎間板や繊維輪を含め、解剖学的に問題は消失したとしても、不快な感情により脳が痛みを感じ続けてしまうということが起こってしまいます。

つまり、「骨の変形＝治らない」という恐怖が、偏桃体を刺激して、

扁桃体

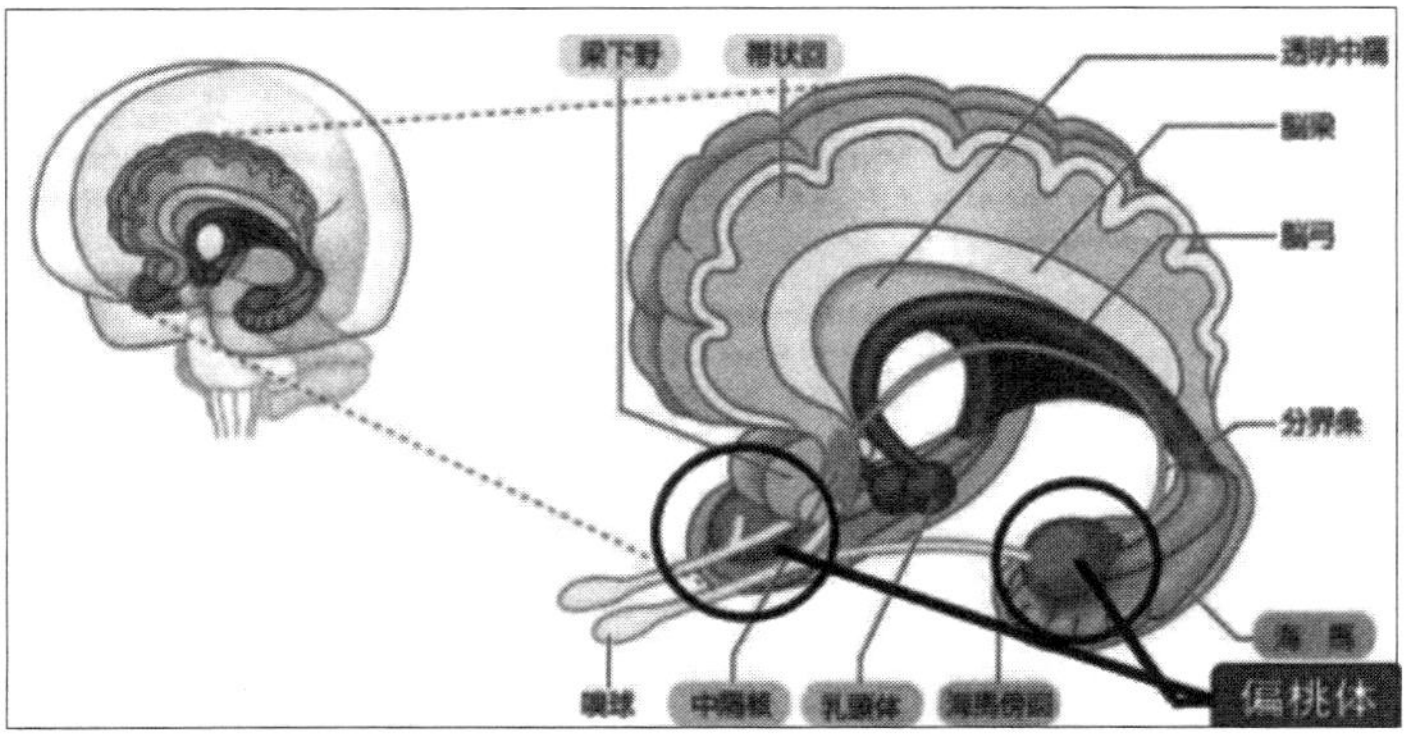

（病気が見える vol.7 脳・神経 第1版 MEDIC MEDIA p.34 より）

痛みを増悪させてしまうのです。

(2) ＤＬＰＦＣ（背外側前頭前野）

恐怖という感情により、痛覚過敏状態を引き起こすもう一つのキーが「ＤＬＰＦＣ（背外側前頭前野）」です。ここは、脳に起きた痛みの回路の興奮を抑制するのが仕事です。しかし、この部位は恐怖をベースとした慢性疼痛を持つ人においては、縮小することが分かっています。さらに、その減り方は、痛みが強く長引く人ほど著しいことも報告されています。つまり痛みが慢性化すればするほどＤＬＰＦＣが縮小し、さらに痛みを感じやすくなるという、負のスパイラルに陥るということです。

・Seminowicz DA "Effective treatment of chronic low back pain in humans reverses abnormal brain anatomy and function." J Neurosci. 2011 May 18;31(20):7540-50.

・NHKスペシャル取材班　脳で治す腰痛DVDブック　主婦と生活社 2016　pp27-30

ここからも、いかに恐怖を伴う痛みが、私たちの脳に悪影響を与えるか理解できると思います。

(3) 恐怖回避思考

恐怖を伴う痛みは、「恐怖回避思考」という状態も引き起こします。簡単に言えば、痛みという恐怖を回避するために、例えば「体を動かさないようにしよう」など間違った思考、行動をしてしまうことです。これは、腰にとって非常にマイナスです。なぜなら、筋肉を動かさないようにするという行為は、その筋肉を固くすることに他ならないからです。これにより、血流が滞りますから、その部位における疲労物質、発痛物質が蓄積され、さらに痛みが増悪、恐怖回避思考の固定化という悪循環に陥ります。

つまり

痛みの体験→悲観的な解釈（破局的思考）→痛みへの不安、恐れ（腰を守らなければならない）→過剰な警戒、運動回避行動→筋力低下→うつ傾向（慢性の痛みを持つ人はうつ傾向になりやすい）→痛み過敏→痛みの体験悪化

というふうに恐怖により脳が痛みをどんどん悪化させるということなのです。

3　さあ、痛みを吹き飛ばそう

以上より、痛みと向かい合うにあたり必要なことは、きちんとした知識をもとに、むやみに恐怖しないことです。

それをまとめたのが、痛みと脳の研究で有名なリウ博士です。博士は、以下のようなモデルで戦いに挑みなさいと言います。

痛みの体験→①正しい情報、励ます態度→②不安や恐れがない状態→③楽観的に痛みと向き合う→軽快・回復

(Leeuw M, "The fear-avoidance model of musculoskeletal pain: current state of scientific evidence." J Behav Med. 2007 Feb;30(1):77-94.)

では、これを具体的に一つずつ見ていきましょう。

①正しい情報、励ます態度

これまで痛みは骨格異常と相関しないことは何度もお話ししてきました。なので、これまで、画像検査でいろいろ異常を指摘されたかもしれませんが、まずは、それに対して「だから何だ。痛みとは関係ないって知っているぞ！」と力強く宣言しましょう。

そして、痛みに対して正しい知識を使って対処していきましょう。

対策１：安静は症状を悪化させると理解する

急性腰痛症（発症４週未満）に対するフィンランドからの研究報告です。

急性腰痛症の患者さんを無作為に３つのグループに分けます。

第一グループは２日間安静をとります。

第二グループは運動指導を行います。（理学療法士が前後左右に腰を動かすように指導）

第三グループは、痛みの範囲内でなるべくゆっくり普段通りに過ごします。

そしてその後の腰痛持続や程度、仕事の支障、欠勤日数をチェックしていきます。

結論です。

最も結果がよかったのが第三の、出来る範囲で安静をとらず動いたグループ、もっとも悪かったのが安静にしていた第一のグループでした。

（Malmivaara A , 〝The treatment of acute low back pain--bed rest, exercises, or ordinary activity?〟 N Engl J Med. 1995 Feb 9;332(6):351-5.）

ぎっくり腰（髄核がずれ、炎症に加えて、二次的な筋肉の硬直が起こる状態）を起こした後、安静にした場合と、出来る範囲で動かした場合の比較報告もあります。

これによれば

・ぎっくり腰のあと3ヵ月以上痛みが続いた割合は、安静を保ったグループが約30パーセントあったのに対して、早期から動いたグループは0パーセントだった。

・ぎっくり腰2回目の再発がみられたのは安静を保ったグループが約50パーセントであったのに対して、早期から動いたグループは20％以下だった。

（Ko MATSUDAIRA, 〝Comparison of Physician、s Advice for Non-specific Acute Low Back Pain in Japanese Workers: Advice to Rest Versus Advice to Stay Active〟 Ind Health 49, 203-208, 2011）

つまり、腰痛の時はいかに早く日常生活に戻るかが大切ということです。

なお、急性腰痛に対して、痛みが3カ月以上続いた場合、「慢性疼痛に移行した」といいます。つまり、早急に体を動かすことは、慢性腰痛に移行させないために大切な行動様式ということになります。

対策2：コルセットはできるだけ使わない

日本人はコルセットが大好きです。「念のため」「安心するから」などの理由により腰痛後ずっとコルセットを使っている方も珍しくありません。

しかし、実はこのコルセット、世界的には「腰痛の改善に推奨しない」とされていることをご存知でしたか。

その一つめの理由が、筋力の低下です。コルセットにより腰の動作が制限されると、当然筋力は低下していきます。（実際8週間の使用で腰を支える筋肉が衰えた、という研究報告もあり）。さらに、腰を動かさないことで腰回りの筋肉は硬くなりますから、血流が悪くなり、疲労発痛物質が増えるといった悪循環に陥ってしまいます。

二つめの理由が、恐怖の増悪です。腰ベルトを身に着けることを習慣にするということは、腰痛に対する不安や恐怖が強く、腰を大事にし、かばおうとする思考の表れにほかなりません。この恐怖が、脳が本来持っている「痛みをやわらげる働き」を低下させ、痛みを増悪させることはこれまでお話ししてきました。

ですから、腰ベルトやコルセットにはできるだけ頼らない生活スタイルのほうが望ましいと考えています。

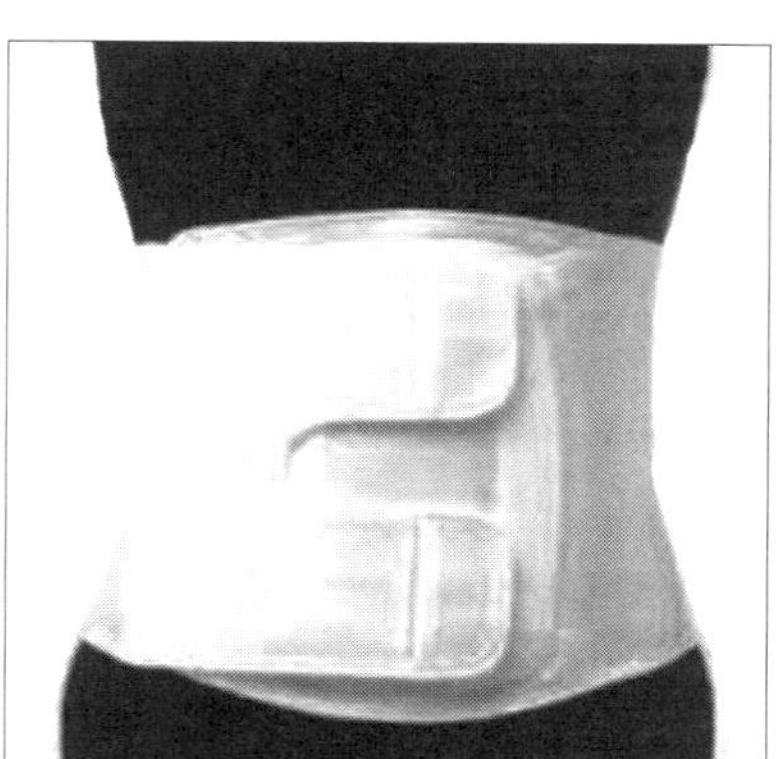

医療用コルセット

もちろん、これまで長期間使用し、つけることで痛みが和らいだり、作業がしやすくなるなどの効果を感じている方もいらっしゃるでしょうから、絶対に使ってダメと言うわけではありません。又、病状発症初期において腰椎コルセットは腰痛に対する機能改善には有効だとの報告もあります。

ただ、医学的な見地からすると、こうした装具を長い期間にわたって使うことで得られるメリットとデメリットを天秤にかけるなら、今後できるだけ使わない生活を目指す方がよいかなと思っています。

対策3：痛み止めはいつ使うべきかを理解する

痛み止めは使ってもいいですか、それとも使わない方がいいですか？使うならいつまで使う方がいいですか？

よく質問される事項です。

では、これに対する答えを考えていきましょう。

まず、痛みの初期、この場合は積極的に使っていくことが基本となります。

例えばぎっくり腰の初期です。この場合は強い痛みを感じているだけでなく局所に炎症が起こっています。この場合、数日間はきちんと薬を

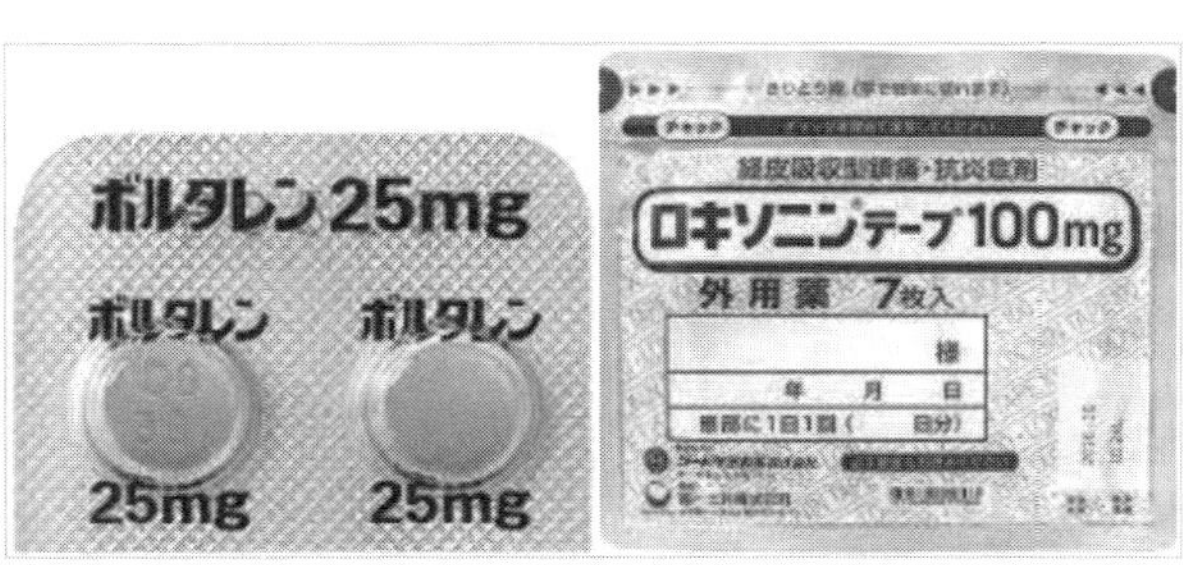

痛み止め（ボルタレン・ロキソニン）

飲んで早く痛みを抑えたほうが予後がよいことが分かっています。

（Buchbinder R, 〝2001 Volvo Award Winner in Clinical Studies: Effects of a media campaign on back pain beliefs and its potential influence on management of low back pain in general practice.〟 Spine. 2001 Dec 1;26(23):2535-42.）

また、これは、前述した負のループ（鎮痛剤を使わない→動いたとき痛みが増すという不安→痛みを恐れて安静を保つ→痛み長期化の悪循環）に入っていくことも抑制するため、痛み脳出現の回避行動にもなります。よって、痛みの初期は積極的に痛み止めの使用は勧められると考えてよいでしょう。

ただし痛み止めで最もよく使われるＮＳＡＩＤｓ（ロキソニン、ボルタレンなど）を２週間以上連続服用すると消化器潰瘍、腎機能低下などの副作用のリスクがあります。よって基本２週間以内の使用を心がけてください。

ちなみに、慢性期に入ると鎮痛剤の効果は乏しいということが、コクランレビュー（多くの論文を統計処理してまとめた結果）により報告されています。

（Enthoven WT, 〝Non-steroidal anti-inflammatory drugs for

chronic low back pain.》Cochrane Database Syst Rev. 2016 Feb 10;2:CD012087.)

よって、慢性期における痛みには、基本ＮＳＡＩＤｓを使用しないでください。どうしても痛みがある場合は、副作用の少ない下行性疼痛抑制作用で痛みを抑制する働きをもつ薬などが推奨されます。

②不安や恐れがない状態

続いて、

痛みの体験→①正しい情報、励ます態度→②不安や恐れがない状態→③楽観的に痛みと向き合う→軽快・回復 の「②不安、恐れの克服」を考えていきましょう。

ここでは、誰でも簡単にできる不安対策をお話ししたいと思います。

1：カレーを食べる

不安をてっとり早く取り除く方法で、すぐにできるのが「カレーを食べる」です。

カレーを食べれば、恐怖心が薄れるなんて、とてもうれしいニュースだと思いませんか。

このデータは、アメリカニューヨーク市立大学が出してくれました。

通常のエサを与えたマウスと、カレー成分を含んだエサを与えたマウスに、ある音を鳴らしてから、足にショックを与えるという行為を繰り返します。そのあと、その記憶を蘇らせるために、音だけを聞かせるというテストを行った結果、カレーを含んだエサを食べたマウスは、恐怖体験を思い出すことが少なかったというのです。さらに、その実験の後、それぞれの脳を取り出して違いを調べたところ、やはりカレーを含んだエサをとっていたマウスの脳に恐怖変化の表れが少なかったそうです。

研究チームは、その物質をカレー粉などに含まれる「ターメリック」というスパイスの中の「クルクミン」という成分だと特定しました。クルクミンには、脳神経を保護する働きがあり、恐怖体験などの記憶を脳の中でブロックしたり、ストレスの元となっているネガティブな記憶を取り去ってくれたりすると結論付けています。

この結果を踏まえ、ニューヨーク市立大学ハンター校の心理学教授Glenn Schafe氏は、「クルクミン（カレー）は恐怖体験が蘇るのを防ぎ、その効果は長時間続く」と述べています。

（The Spice Ingredient That Can Block Bad Memories　http://time.com/3649565/curcumin-ptsd/）

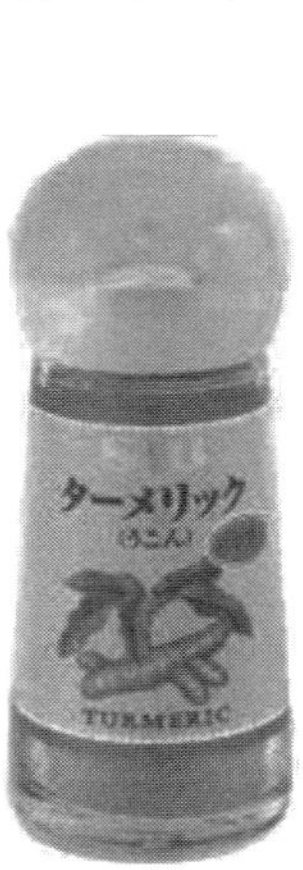

ターメリック　クルクミン

ターメリックは町のスーパーのスパイス売り場で売っていますので、ターメリックたっぷりのカレーを食べて、不安を取り除いてください。なお、カレーは、本格的なものである必要はありません。市販のルウにもターメリックは入っています。

カレーには、ターメリック以外のスパイスもたいてい15～30種類入っていますが、これらのスパイスも、非常に魅力的な効能を持っています。そのスパイスと効能を上げておきます。

(1)オニオン～消化力アップ、睡眠改善
(2)オールスパイス～殺菌　消化を促し体内にガスが溜まるのを防ぐ
(3)ガーリック～疲労回復、かぜ予防、殺菌、血液サラサラ、毛細血管拡張し体温アップ
(4)クミン～消化器官を改善、鎮静、解毒
(5)クローブ：防腐作用、鎮痛作用
(6)コリアンダー：下痢、関節痛を改善
(7)シナモン：駆虫剤

さらにカレーは、全体としても高い効果を示します。カレー博士としても有名な丁宗鐵先生は、カレーを食べると、脳の血流量が2～4パーセントアップ、体温が、手の指で1・5度以上、足の指で2・5度以上

上昇。さらにその効果は90分以上も続くと報告しています。

ぜひ、カレーを積極的に食べるようにしましょう。

2：太陽を浴びる

太陽の光も、不安を取り除いてくれます。

大分大学で行われた、日光と心の関係についての研究です。日照時間が有意に異なる北海道の札幌（緯度43度）の住民94名と、九州・大分（緯度33度）の住民95名の計189名を対象に、気質評価質問紙（自分の性格を自己分析してもらう質問票）を配り、その回答を分析するという方法で行われたその研究によれば、日光をたくさん浴びた住民の方が、「明らかに元気で前向き」という結果でした。

つまり太陽は、私たちの脳から、心配や鬱々とした感情を取り除いてくれるということです。ほかにも、日の光を浴びながらの散歩や運動が、心の不安を取り除くというデータはたくさん出ています。

ぜひ、今すぐ外に出て、体いっぱいに太陽を浴びて不安を吹き飛ばしてください。

(Kohno K, et al. J Affect Disord. 2012 Dec 15; 142(1-3): 53-56. Epub 2012 Jul 28.)

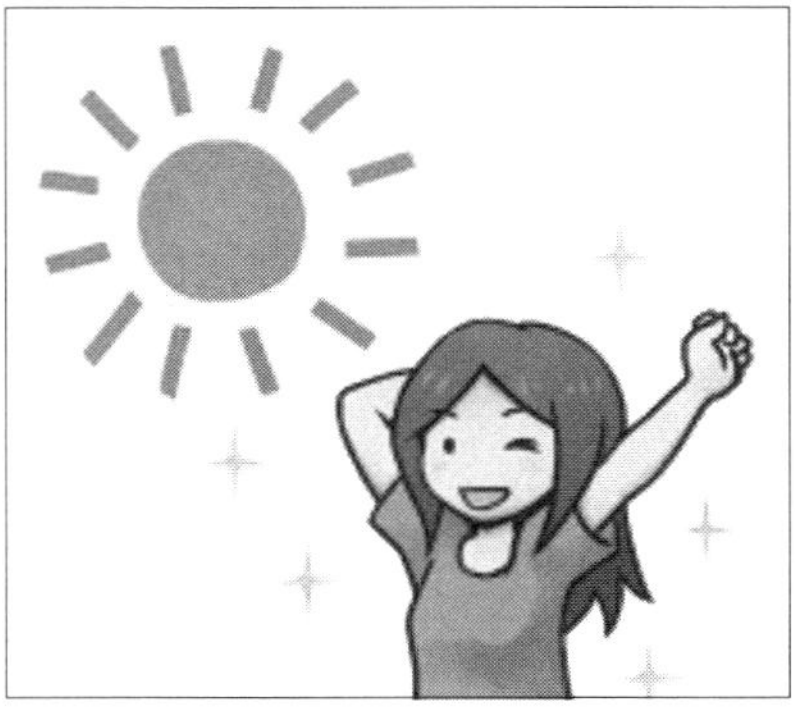
太陽を浴びる

なお、人は日の光を浴びると、良い睡眠に必須となるメラトニンという物質を放出します。良い睡眠は不安をなくすための重要ポイントとなりますから、そのような視点で見ても、太陽を浴びることは非常に大切です。

３：「不安は悪者ではない」ということを理解する

自分の体の不安から、仕事の不安、将来の不安、子供の不安、親の不安……。

この世は不安にあふれています。

皆さんは、このような不安が一切無くなればいいのに……、と思っているかもしれません。しかし、私たちの心から「不安」は無くなりません。なぜなら不安とは感情だからです。感情が無くなったら、それはもう人ではありません。ロボットや人形と同じです。

またそもそも不安は悪いものではありません。私たちが生きていくうえでなくてはならないものなのです。

たとえば、真っ暗闇の山道を歩いている自分を想像してください。この時、あなたは、すさまじい不安を感じるでしょう。一寸先がどうなっているか、いつどこから獣が出てくるかわからないからです。あなたは不安と闘いながら、一歩一歩、足下や周りを確認しつつゆっくりと歩いていくことになります。

でも、この行動は、結果として自分を守ることになります。いつものように歩けば、転んだり、がけから転落したり、獣に襲われたりするかもしれません。不安があるからこそ、それらを回避する行動がとれるのです。

日常でも同じです。私たちは未来が不安だから働く、貯蓄する、勉強するのです。事故にあうことが不安だから安全運転し保険に入るのです。

私たちが日常を勤勉に、誠実に生きていけるのは、すべて不安という感情のおかげなのです。

ですから、まずは「不安を感じることは悪いことではないし、不安は否定すべき感情でもない」と理解すること。これがとても大切な出発点となります。

不安を無理やり否定しようとすると、そこには必ず恐れが生まれます。しかし、不安は人にとって当然の感情であり、味方だと思えれば、そこに恐れは生まれません。

繰り返しますが私たちが人間である限り、不安という感情は決してなくなることはありません。未来のことを考えれば、そこには必ず不確かな要素が加わるのですから、確実に不安は生まれます。よって、不安を感じている自分をまずは受け入れてあげてください。抱きしめてあげてください。不安は逃げれば逃げるほど、大きな恐れというお化けになりますが、受け入れてあげるとそれは、生きる上でとても大切な仲間になります。どうか、恐れという大切な感情を受け入れてあげてください。

以上、不安対策をいくつか述べてきました。まずはすぐにできることから始めて、不安による痛みの増悪という負のサイクルを断ち切ってください。

③楽観的に痛みと向き合う

腰痛に対する知識、そして恐怖への克服が出来たら、

痛みの体験↓①正しい情報、励ます態度↓②不安や恐れがない状態↓③楽観的に痛みと向き合う↓軽快・回復

の「③楽観的に痛みと向き合う」ことへの対策を考えていきましょう。

まず大切なことは、痛みにとらわれないようにしながら、痛みの改善を自分で行うことです。

医師や治療家に依存してはなりません。痛みを克服する主役はあくまでも自分自身です。

では、具体的な方法です。

痛みを抑制するためのキーになるのが「内因性疼痛抑制機能」です。これは脳内で分泌される「脳内麻薬」とも言われるもので、この放出量が増えれば、脳内における痛み抑制機能が働くことになり痛みが抑制されます。その脳内麻薬の代表が、エンドルフィンとドーパミンです。(Patrick B. Wood, 〝Mesolimbic dopaminergic mechanisms and pain control〟 Pain. 120(3):230-234, FEB 2006)

そして、もう一つが「下行性疼痛抑制系」と言われるシステムです。これはノルアドレナリン・セロトニンという神経伝達物質が主役として活躍するもので、脊椎において、それぞれが補助しあいながら相乗的に痛みを抑制する役割を持ちます。

つまり、これらを活性させることが、痛み抑制に非常に大切だということです。

ちなみに、これらは不安や恐怖、ストレスなどがあると、分泌が抑制され、好きな食事を食べる、好きな匂いを嗅ぐ、性的体験を行うなどの楽しい行為をすれば亢進されることが分かっています。つまり楽観こそが力なのです。

よって、ここでは、ストレスを吹き飛ばし、楽しくなる方法を一緒に考えていきたいと思います。

4　神様を味方につける

楽観的になる方法で私が最もお勧めする方法は、神様を味方につけることです。神様が自分の味方になってくれると考えれば、楽観的な人生を進めるはずです。

「何を非科学的な」

とお思いかもしれませんが、私自身、そして多くの患者さんたちが成功を体験しています。ぜひ騙されたと思って挑戦してください。

なお、私は特定の宗教、宗派には属しておらず、ここでいう神様とは、「八百万（やおろずの）神」をイメージしております。
＊八百万神＝数多くの神、すべての神。森羅万象に神の発現を認める古代日本の神観念を表す言葉

⑴神様を味方にする方法1～トイレ掃除

歌手、植村花菜さんの歌の中に「トイレの神様」というフォークソングがあります。2010年に流行し、その年の紅白歌合戦にも出場しました。この歌詞に「トイレには　それは　それはきれいな　神様がいるんやでぇ〜」というフレーズがありましたが、これはどうも真実のようです。

日本の古い物語によれば、それぞれの家には7人の神様がいると言います。家が新築されると、7人の神様が走ってきて、自分の担当の部屋を決め、そこに住み着くというのです。

一番早く着いた神様は、一番お金がかかっていて見栄えの良い応接間、二番目の神様は、次に見栄えの良い玄関、三番目の神さまは、居心地の良い居間、四番目の神さまは落ち着く寝室、五番目の神様は台所、六番目の神さまは水回りの洗面所とお風呂、そして七番目の神さまは、最後に残ったトイレを担当することになります。

ところで、この七人の神さまが到着するときに、どうしてこれほど時間の差がつくのかというと、持ってくるものが違うからです。

一番目の神さまは、何も持たずに手ぶらで、脱兎（だっと）のごとく走ってきます。

二番目の神さまは、小さな紙袋くらいのお土産を持ってきます。

三番目の神さまは、セカンドバッグのようなものに、お土産を詰めてきます。

四番目の神さまは、小さなナップザックを背負って走ってきます。

五番目の神さまは、ちょっとしたリュックサックを持ってきます。

六番目の神さまは、リュックサックの中に大きな、ものすごいかたまりを入れてきます。

七番目の神さまは、山男が背負うような、背中が全部見えなくなるほどの大きなザックを背負ってきます。荷物が重すぎるため走ろうとしても走れず、最後になってしまいます。

さて、神様たちが持ってきてくださったザックやリュックサックには、いったい何が入っているのでしょうか。

実は、その中身は金銀財宝だといいます。神様たちは、新しい家の人たちを幸せにするために、宝物を詰めて家にやってきてくれるのですが、一番重い荷物を持って最後にやってくる七番目の神さまこそが、一番心優しく、その家の人の幸せを最も考えてくれる神様だということになるのです。

もちろん、家中にたくさんの神様がいて、どの神様も家人の幸せを願ってくれていますから、どの部屋も、感謝して綺麗にすることはとても大切なことです。それでも、人が最も嫌うトイレには、人の幸せを心から願う、愛にあふれた神様がいるのですから、心を込めてトイレ掃除を行えば、その神様が味方についてくれる。その結果、あなたの周りに幸せが満ち溢れるということです。

トイレの神様は、あなたを幸せにするために全力で力を貸してくれます。トイレ掃除を丁寧にやっておけば、必ず大きな助けをあなたに与えてくれます。ぜひトイレをピカピカにしてみてください。

ちなみに、「銀座まるかん」の創設者であり、納税額元日本一の斎藤一人さんも著書、『ツイてる！』（角川書店）」の中で神様と掃除の関係をこのように述べています。

『……神様は「きれい」を非常に重要視します。よって、必ず身なりは美しく清潔にしておくように心がけるべきです。頭を光らせておけば天の加護があり、顔をきれいにしていると世間の加護があり、靴をきちんと磨けば先祖の加護がある。もちろん、世間も身なりがきちんとしている人を加護します。……』

信じる、信じないは自由ですが、トイレをピカピカにして、不幸になることは決してありません。ぜひ、実践していただきたいと思います。

⑵神様を味方につける方法Ⅱ～ありがとう

神様が喜ぶ2つ目の方法が「ありがとう」を頻繁に言うことです。

実は、日本語の「ありがとう」は thank you（サンキュー）や謝謝（しぇしぇ）とは違います。

古来、日本において「ありがとう」は、神に感謝する言葉でした。子供が生まれたとき、お米が無事に収穫できたとき、家族が平穏に1年暮らせたときなど、神に感謝する言葉として「有り難し有り難し」と手を合わせて感謝しました。

なぜ、神に感謝する言葉が「有り難し」なのかと言えば、「有り難し」を「あること、存在することが難しい状態」つまり「存在することが難しい方＝神」であり「存在することが難しい状態＝奇跡」ととらえ、それを感謝する言葉だったからです。それが室町時代以降、現在の「ありがとう」の使い方になって定着しました。つまり、「ありがとう」はもともと「神に感謝する言葉」なのです。

そのため、神はこの言葉をとても喜びます。人が発する「ありがとう」を全部カウントし、その言葉が多い人たちに、たくさんの幸せを与えようとしてくれます。

中には、「『ありがとう』という言葉をあまり言う機会がない」と思われている人もいるかもしれません。でも、大丈夫です。日常で意識しておけば、「ありがとう」という言葉を使うチャンスはたくさんあります。コンビニの店員さんに「ありがとう」、ティッシュ配りのお兄さんに「ありがとう」、配達してくれた宅配の人に「ありがとう」、職場で手伝ってくれた同僚に「ありがとう」、ご飯を一緒に食べてくれた友達に「ありがとう」、そしていつもそばにいてくれる家族に「ありがとう」。

相手がいなければ、太陽や花に向けて「ありがとう」と言ってください。

「ありがとう」は魔法の言葉。この言葉は私たちの心に栄養を与えてくれる言葉です。ぜひ、「ありがとう」のあふれる毎日であるようにしてください。

(3)神様を味方につける方法Ⅲ～笑顔

神様は笑顔も大好きです。

笑顔の素晴らしさは、科学でも肯定する報告が相次いでいます。

例えば、近年存在が明らかになった「ミラーニューロン（共感細胞）」と呼ばれる脳の神経細胞です。これは他者の行動に対して「鏡のように」反映して活性化する神経細胞のことです。相手がけがをして苦しん

日本人が最も大好きな言葉

1位『ありがとう』 48.4%

2位『大好き』 9.0%

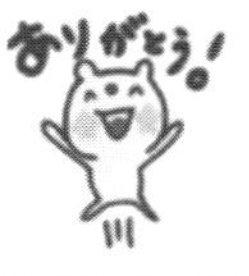

好きな言葉：スミセイ「スマイル」アンケート
（住友生命保険　2010）

でいたら、それを見ている自分の脳内ミラーニューロンが活性化して痛みを共有します。２０１１年3月11日に起こった東日本大震災の映像を見て、日本人だけでなく、世界中の人が涙を流して一緒に悲しんでくれた姿がありましたが、これも脳内ミラーニューロンの力です。目の前の映像を自分に起こった苦しみとして共有してくれたからです。これが脳科学で言う「同苦」です。もちろん、逆もしかり。こちらが笑顔でにこにこしていると、その顔を見た相手のミラーニューロンが活性化し、相手も笑顔になります。そして、それを見たこちらも、さらに笑顔になります。

ミラーニューロンは、乳幼児の時からすでに脳内にあり、人種に関係なく、人類すべてが共通して持つ能力であることもわかっています。つまり、笑顔は世界を幸せにする最高のツールなのです。

さらに笑顔は、自分自身も幸福に変えていきます。

ドイツで行われた実験です。首から下がマヒした人の筆記を可能にする研究という名目で集めた被験者たちに、鉛筆をくわえてもらいます。半分の人は鉛筆を横にして上下の歯の間でくわえるように頼み（表情は笑っているようになる）、もう半分の人は鉛筆を上下の唇の間に挟むように頼みました（表情は不満げになる）。結果は、無理やりでも、

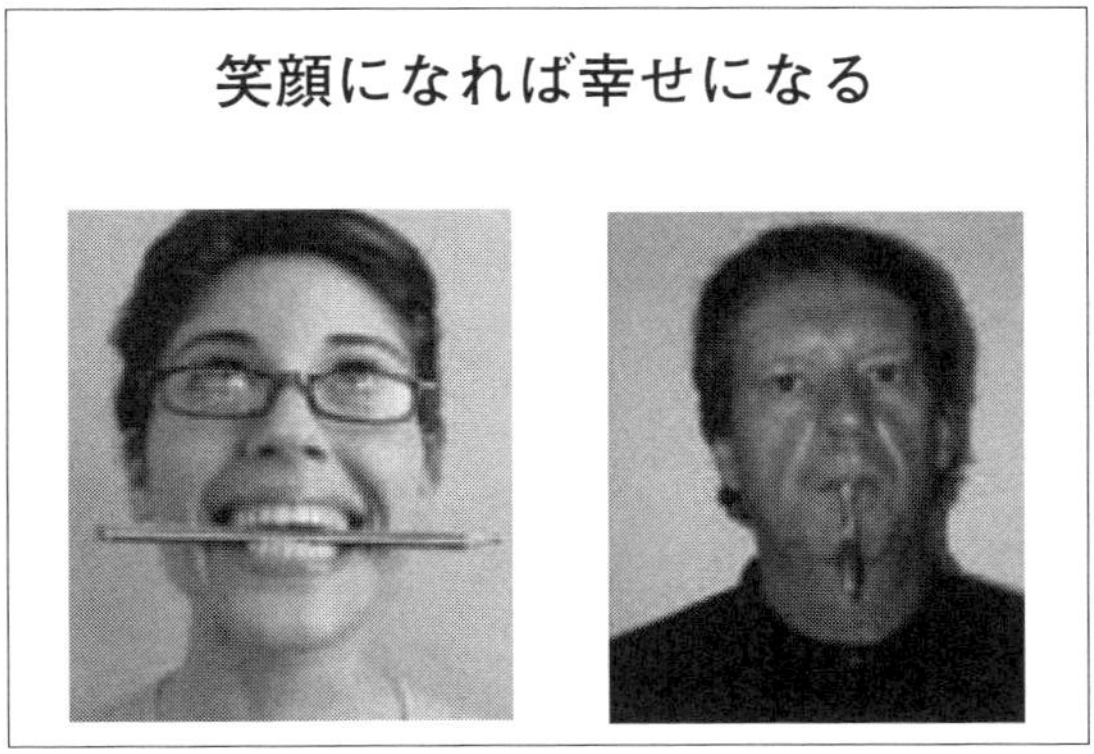

笑顔になった人たちは、不満げな表情にされたグループの人に比べて、気分が明るくなり、幸福感に包まれた、という結果でした。(Strack F et. Al, "Inhibiting and facilitating condition of the human smile", Journal of Presonality and Social Psychology; 54, pp768-77, 1988)

つまり笑顔は神様を味方につけるだけでなく、自分も他人も幸せにするということです。

ぜひたくさん笑っていただきたいと思います。

以上、神様を味方につける3つの方法をお話ししました。これをくり返していれば神は必ずあなたの力になってくれます。それによりストレスは次第になくなっていきます。また、笑顔ですべてに感謝して、心を込めてトイレを掃除していけば、神様だけでなく多くの人があなたの味方になってくれるはずです。

これにより、「内因性疼痛抑制機能」も「下行性疼痛抑制機能」もあなたの痛み抑制に働いてくれるはずです。

5　少しだけ早く歩く

もう一つ、「内因性疼痛抑制機能」、「下行性疼痛抑制機能」を簡単に高める方法があります。それは「歩くこと」です。有名な精神科医学博士ジョン・レイティの著書、「スパーク（運動と脳の革命的な新しい科学についてかかれた本）」において、運動が脳に及ぼす効果を示されています。それによると、運動すると新しい脳細胞のレセプターが増えることによってドーパミンのベースラインのレベルがあがることを発見しました。それ以外にも運動により、エンドルフィン、ノルアドレナリン、セロトニンが増えることも報告されています。（すべて痛み抑制に必要な体内物質）

そこで示されている最も簡単な運動が「少し汗ばむくらいの負荷を20分連続で行う有酸素運動＝早歩き」です。この運動は、内因性物質だけでなく、体内の軽い炎症を抑える「ＰＧＣ－１ａ」という物質を筋肉内で作りだすことで、血管拡張し、血流を促進する作用も持っています。

さらに、早歩きは、寿命にとっても好材料です。

コペンハーゲン市心臓研究の主任である心臓病専門医 Peter Schnohr

氏は、1976年から35年間、20～93歳の約2万人を対象とした長期的研究において、少し汗ばむぐらいの早歩きが、男女における死亡リスクを44パーセント低下させたと報告しています。年数に換算すると男性は6・2年、女性は5・6年寿命が長くなっていました。

ちなみに、Peter Schnohr 氏も「1日20分程度で十分効果がある」としています。

少し早く歩くことはこれだけ素晴らしいことが詰まっています。ぜひ一歩を踏み出してください。

6　認知行動療法

腰痛などの痛みが長期化している人の場合、「ゆがんだ考え方」や「とらえ方」の問題になっていることが非常に多く見られます。その中でも多いのが「全か無かの思考」です。一言でいえば「腰痛が治るということは、痛みが全くゼロになることで、そうならない限り治ったとは認めない（痛みに対して妥協がなく、痛みは完全になくならなければ治癒ではない）」というものです。これを医学的には「認知の異常」と捉えます。

そういう人の場合、「痛みは少し残っているけれども、生活するうえでこんなこともできるようになった。だから自分は少しずつよくなっているんだ」というふうには考えることはできません。出来ること、改善したことは一切評価せず、「痛み」にのみ執着し、「午前中は動けるようになったんですね」、「散歩の距離が伸びたんですね」など改善してきた部分を指摘しても、「いや、でも先生、夕方は痛くなります」、「やっぱり腰は痛みがここと ここに残っています」と痛みに執着し、〝痛み奴隷〟を強調します。

そこで大切になるのが、正しい知識（安静より動いたほうが改善は早い）などをもとにしたアドバイスです。

「ある程度痛みはあっても、動くことは治りを早くします。だからそこそこ仕事が出来れば休まずやってみましょう」

そこで、出てくるのが「認知行動療法」です。認知行動療法とはうつ病などの精神疾患や、メンタル的な問題がかかわる慢性疼痛などにおいてみられる、「物の見方＝認知のゆがみ」を自ら修正することで、よりよい行動に移す精神療法の一つです。ここでいう認知のゆがみとは「痛みが０にならなければ治癒ではない」「痛みがある間は動くことが出来ない」などの考え方です。

痛みに対する認知行動療法として挙げられるのが、「出来たこと日記」です。「痛みのために何もできない」という誤った認知に対して、自分ができたことを自分で毎日書いてもらうことで、「痛いけれども自分はここまでできた」「痛みがあってもできることはたくさんある」という正しい認識を持つことをめざします。この日記には、痛みの内容や状態ばかりを記すのではなく、日常生活の中でできたことや回復の実感など、よい兆候を中心に書いていきます。例えば、

・痛みがあってもできたこと
・日常生活で痛みを感じなかった時のこと
・仕事などに集中していた時など、痛みを感じなかった体験
・改善のために自分で行ったこと（散歩や体操など）
・改善したことに対する満足感や気持ち

などです。これらの記載を繰り返していると、誤った認知が解消され、それにより、楽観的に痛みと向き合うことが出来るようになるのです。

以上、痛みの体験→正しい情報、励ます態度→不安や恐れがない状態→楽観的に痛みと向き合う、という道を進んできました。これによりあなたは間違いなく「軽快・回復」へというゴールに進んでいくはずで

す。安心して進み続けていただきたいと思っています。

7　痛みの原因を探ろう

さて、ここまで、痛みは骨格ではない、脳がかかわる痛みが非常に多いのだというお話をしてきました。

しかし、先の論文が示したように、腰痛の10パーセントは骨格異常を含めた整形学的疾患に伴うものでもありました。

よって、ここで、自分の痛みの原因がどこに入りそうなのかのセルフチェックをしたいと思います。

まず、あなたの腰の不具合が、「腰自体」によるものか「脳機能」によるものかを判別しましょう。この時のポイントが「姿勢」と「痛み」の関係です。「長い時間座っていたり、前かがみの姿勢で必ず痛みが出ます」などのように、姿勢や動作と症状の関係がはっきりしていている、また、まったく痛くない姿勢がある、など「姿勢・動作」と「腰痛」の関連性が明確、かつ一貫性がある場合は、**腰が原因となり痛みを感じている**可能性が高くなります。

これに対して、「姿勢や動作」と「痛み」との関係性がはっきりとは見られない一方で、自分の腰痛を振り返ったときに、ストレスがかかったとき痛みが強くなる、普通ならそんなに痛くないだろうという刺激で、すごく痛がる、あちこち痛がる、痛み以外の症状（胃が痛い、睡眠障害、食欲不振など）が複数ある、などの場合は、**脳が痛みの主原因である**可能性が高くなります。

では、腰自体の問題か、脳機能の不具合かをチェックリストを使って判定してみましょう。

Q1：特異的腰痛の見極めチェックリスト

①～⑩の症状がある場合は回答に印（✓）を記入してください。

ここに1つでもチェックがあれば整形外科受診を検討してください。

なぜなら

①にチェックが付いた場合→骨折の可能性

②にチェックが付いた場合→骨粗しょう症の可能性

病気やケガが原因の腰痛	症状あり
①転倒やしりもちをついた後などに痛み出し、日常生活に支障が出る	
② 65歳以上（特に女性）で、朝、布団から起き上がる際に背中や腰に痛みが出た	
③横になって、安静にしていてもうずくことがある。鎮痛剤をしばらく使っても頑固な痛みが改善されない	
④お辞儀をした時に腰が痛む	
⑤後ろに反った時に痛みが強くなる	
⑥痛みやしびれが、お尻からひざ下まで広がる	
⑦肛門、性器周辺が熱くなる、しびれる。尿が出にくい。尿漏れがある。	
⑧つま先歩き、かかと歩きが難しく、足の脱力がある	
⑨夜寝ていても痛みで目が覚める（夜間痛）	
⑩引きちぎられるような腰の痛みがある	

③にチェックが付いた場合→内臓の病気（慢性膵炎、腎結石、尿路感染症、子宮内膜症、子宮筋腫など）やがんなど重い病気の可能性

④にチェックが付いた場合→椎間板ヘルニアなど、椎間板が原因で起こっている可能性

⑤にチェックが付いた場合→脊柱管狭窄症など椎間関節が原因になっている可能性

⑥にチェックが付いた場合→④の重症

⑦にチェックが付いた場合→④の重症、緊急手術適応

⑧にチェックが付いた場合→④の重症及び脳や脊髄の病気の可能性

⑨にチェックが付いた場合→化膿性脊椎炎やがんの可能性

⑩にチェックが付いた場合→解離性大動脈瘤の可能性

この中でも、もっとも可能性が高いと思われる④椎間板ヘルニア、⑤脊柱管狭窄症について少しだけお話しします。

最初に述べたように、このような診断をつけられている人は非常に多いと思われます。しかし実際には、これらの所見があっても痛みのない人は多く存在することはこれまで述べてきました。一方で、実際にこれらによって痛みがあることも全腰痛の数パーセントは存在することもま

た事実です。

よって、この2つの疾患についてはもう少し詳しくお話ししたいと思います。

8　椎間板ヘルニア

椎間板ヘルニアとは、「椎間板の軟骨が破れて、ゼリー状の髄核により神経が機械的に圧迫することで起こる痛み」というのがこれまでの説明でした。しかし近年は髄核そのものに、神経の炎症を起こす作用があることが分かってきました。つまりヘルニアの痛みは単なる圧迫によるものではなく、炎症によって起こるものと考えられるようになっています。そのため、神経の炎症が収まればヘルニアがあっても痛みは収まります。機械的な圧迫という要因を完全に否定するものではありませんが、「神経の圧迫だけで痛むのではない」、というのが正しい理解です。

また、炎症の痛みも、免疫細胞の一つ、「マクロファージ」が炎症を感知して、その原因であるヘルニアを食べてくれることで改善します。そのため、自然に消えていくヘルニアがたくさんあることもわかってきました。椎間板ヘルニアの90パーセントの患者さんは、自然治癒が期待

腰を横から撮影したMRI

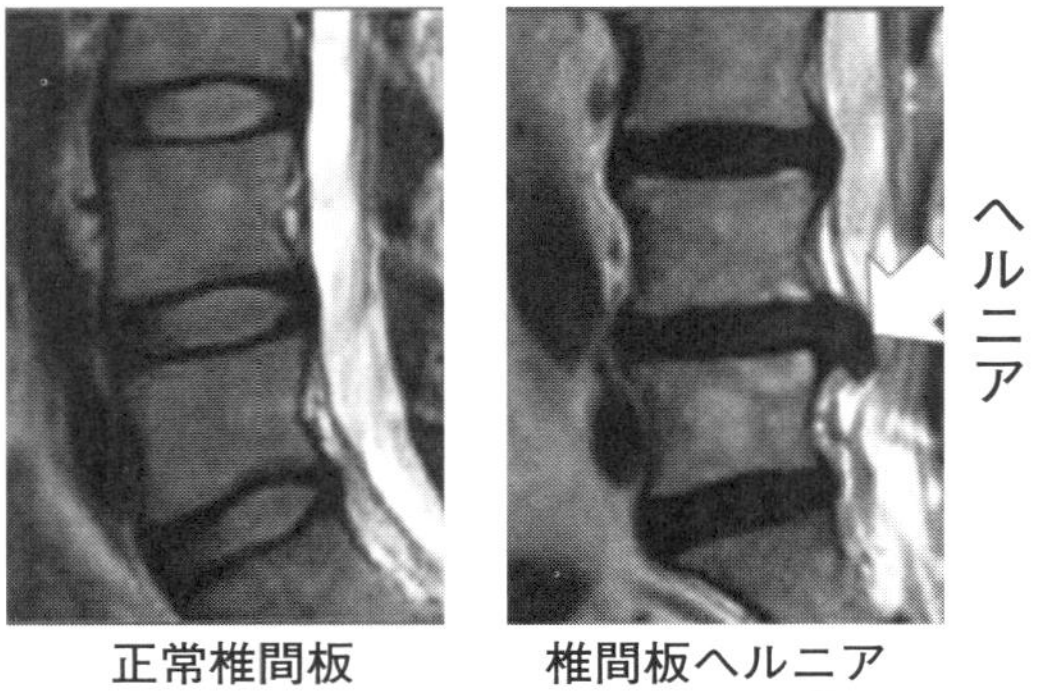

正常椎間板　椎間板ヘルニア

椎間板ヘルニア

できます。

ただし、治らない10パーセントの患者さんにおいては、痛みやしびれが、お尻からひざ下まで広がるなど神経根の障害に加え、尿が出にくい、便秘、会陰部感覚異常などが出た場合などは早急な手術が望まれることもあります。

9　脊柱管狭窄症

ヘルニアと並んで腰痛で多く指摘されるのがこの脊柱管狭窄症です。これは、脊柱管（背骨の中の空洞）が狭くなり、神経が強く圧迫されることで、足腰に痛みやしびれが現れる病気で、50代から増えはじめ、高齢になるほど多くなります。

なお、腰部脊柱管狭窄の場合、腰痛よりも「間欠跛行」（足のしびれや痛みによって長く歩くことが出来ず、数分の休息を挟むことで再度歩くことが出来るようになる歩行）が問題になります。

間欠跛行は大きく、「神経性間欠跛行」と「血管性間欠跛行」の二つに分けられます。腰部脊柱管狭窄は「神経性間欠跛行」の代表的な病気です。

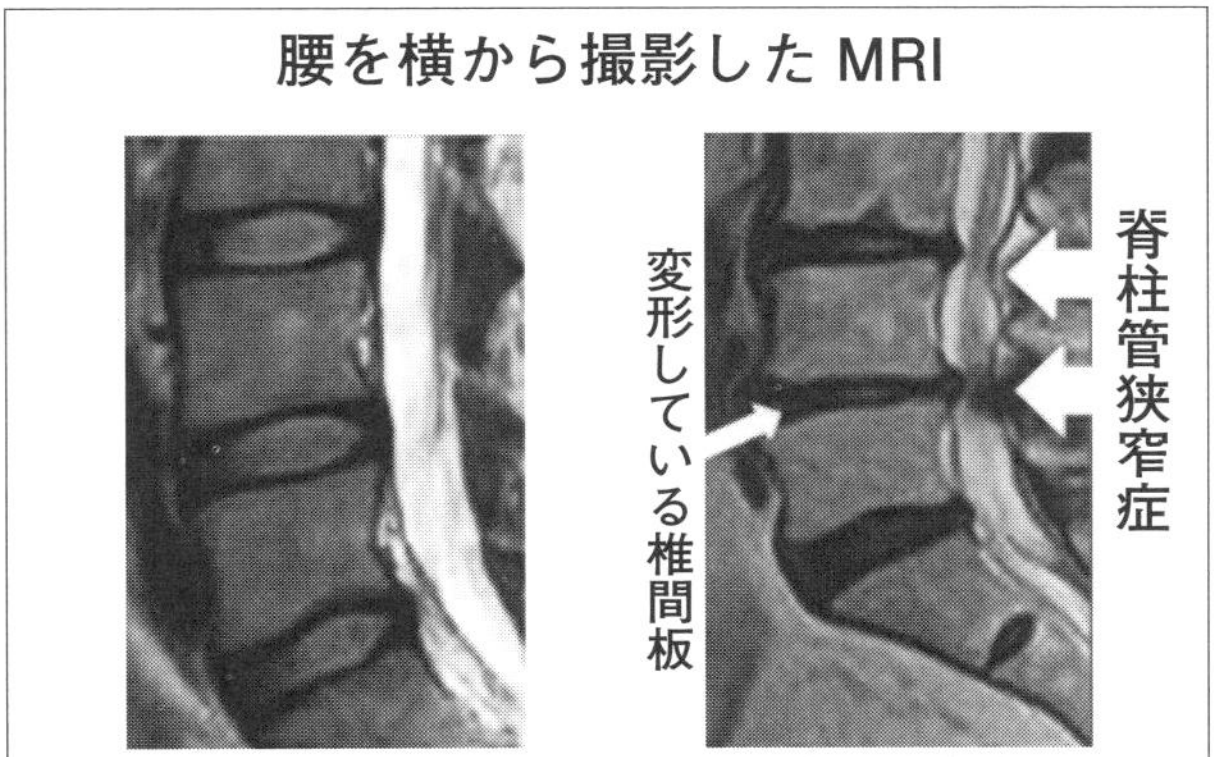

脊柱管狭窄症

「血管性間欠跛行」は足に行っている血管が詰まる病気です。この病気は閉塞性動脈硬化症と呼ばれ、動脈硬化が原因で起こります。動脈硬化が原因になる病気には、脳梗塞や心筋梗塞がありますが、足に行っている血管に動脈硬化が起こり、血管が詰まると血管性間欠跛行になります。この病気の特徴は膝の裏側に痛みが出ることです。立っているだけでは痛くなりませんが、歩いたり、自転車を漕《こ》いだりすると痛みが出ます。

これに対して、腰部脊柱管狭窄に見られる「神経性間欠跛行」の大きな特徴は、自転車ならいくらでも漕げることです。腰を少し前にかがめると、いくらでも歩くことができます。なぜならお辞儀の姿勢を取ると、神経の通り道が少し緩くなるからです。前屈みになれば楽ですが、胸を張って歩くと痛みがでるのがこの疾患の特徴なのです。

通常は、保存療法で対応しますが、ひどい尿漏れがあったり、夜間頻尿があったり、近くのコンビニに行けないほど悪いときは早急な手術が適応となることがあります。

ちなみに骨の異常や変形による腰痛は、実は今のところ、まだよくわかっていません。

かつて、「変形性脊椎症」といって骨が変形しているために痛みがあると説明されているものもありましたが、実際には変形と痛みの因果関係については、現在まで証明されておりません。

以上、腰そのものが原因になったり、体内の重大な疾患が原因となる痛みについて、説明してきました。

次は脳機能の不具合により痛みを感じているかどうかをチェックしていきたいと思います。

Q2：脳機能の不具合に伴う腰痛の見極めチェックリスト

ここ2週間のことを考えて、次のそれぞれの質問に対するあなたの回答に印（✓）を記入してください。

合計が4点以上になった場合、恐怖回避思考に陥っている可能性が高いと考えられます。

（Arthritis Rheum. 2008 May 15;59(5):632-41. Hill JC, ″A primary care back pain screening tool: identifying patient subgroups for initial treatment.″）

	はい（1点）	いいえ（0点）
①この腰の状態では活動的になるのは危険だと思う		
②心配事が心に浮かぶことが多かった		
③私の腰痛は重症でけっしてよくならないと思う		
④以前は楽しめたことが最近は楽しめない		
⑤ここ２週間の腰痛を煩わしく思いましたか		

Q３：脳機能の不具合に伴う腰痛の見極めチェックリスト２

「最近１週間を通して、以下の体の問題について、どの程度悩まされていますか」という質問にもチェックしてみましょう。

ここで12点以上は脳における痛みに要注意、16点以上では脳が影響しての痛みである身体化障害（ストレスなどが体の不調となって表れている）であると考えます。

(JAMA Intern Med. 2014 Mar;174(3):399-407. Gierk B, "The somatic symptom scale-8 (SSS-8): a brief measure of somatic symptom burden.)

なお、「疲れている」、「睡眠障害」、「以前楽しめたことが最近は楽しめない」がＹＥＳの場合はうつ病のリスクがありますので、精神科等の受診も考慮してください。

＊ただし、これはあくまでもセルフケアのレベルにおける痛み原因の予想です。最終的な判断は医師の診察により行ってください。

	全然なし	わずかにあり	少しあり	かなりあり	とてもあり
胃腸の不調	0	1	2	3	4
背中、腰の痛み	0	1	2	3	4
腕・脚・関節の痛み	0	1	2	3	4
頭痛	0	1	2	3	4
胸の痛み・動悸	0	1	2	3	4
めまい	0	1	2	3	4
疲れている・元気でない	0	1	2	3	4
睡眠障害	0	1	2	3	4

10　あなたの痛みの原因が腰であれ、脳であれ、ＹＮＳＡはその助けになる

ここまで腰痛を中心とした痛みについて述べてきました。そしてその原因は大きく分けて、腰の解剖学的異常に伴う場合と、脳の機能障害に伴う場合があるとお話ししてきました。

ただし、腰の骨格的異常に伴う場合であっても、痛みが長引けば、当然脳が影響する痛みとなりますから、両者が混在することも少なくありません。

ということは、長期化した痛みに対しては、痛みを起こしている場所の治療にくわえて、脳の治療は必須ということです。そしてこのどちらも治療可能なのがＹＮＳＡなのです。

腰痛の場合、整形外科的には腰の治療を考慮します。鍼灸師は腰を通る経絡としては膀胱経などの治療を考えます。精神科や心療内科にかかれば、ストレスが及ぼした痛みとして脳の不安を鎮める抗不安薬や抗うつ剤が処方されるかもしれません。

しかしＹＮＳＡであれば、診断にのっとり、腰の治療（Ｄ点など）

も、膀胱経の治療（膀胱点など）も、脳の治療（大脳、脳幹など）もすべて可能です。そして、この3者を同時に治療できるＹＮＳＡは、非常に高い治療効果を発揮することができます。

「痛み」という視点から治療を考えた場合、いかにＹＮＳＡが優れた治療法かご理解いただけたと思います。そして、この理由のために、ＹＮＳＡは疼痛に対して非常に高い治療効果を出せるのです。

この素晴らしいＹＮＳＡという治療法が、日本全国に、そして世界中に広がっていき、いつでも、だれでもこの治療法を受けられる世界にするために、少しでもお役に立ちたいと思っています。

おわりに

私（加藤）が、山元先生に初めてお会いしたのは２００５年でした。目の前で起こる数々の奇跡を目にして、「この治療方法を何としてもマスターしたい」と山元先生のところに押しかけ、弟子入りしたのが２００６年。

そこから、山元先生にぴったりと張り付いての修行が始まりました。

動くようになった手を見つめ、喜びの涙を流す脳梗塞の患者さん家族

しゃべれなかった口から言葉が出たときの、驚きと喜びで叫びをあげる患者さん

苦しかったうつ病から抜け出し、社会復帰を果たした時の患者さんの笑顔

毎日の診察の中で、多くの奇跡が私の心を熱く包み込みました。

そして、私自身、その奇跡を起こす治療家に一歩ずつ近づいている毎日に興奮していました。

そのような興奮と感動でいっぱいの山元病院において、私はある出来事に胸を痛めていました。それは、世界中からＹＮＳＡを学ぶために、宮崎の山元病院にセミナー研修に来られる多くの外国の先生たちからのこの質問です。

「なぜ、日本人はあなた（加藤）以外、誰もＹＮＳＡを学んでいないのか」

ヨーロッパを中心に、ＹＮＳＡは高い治療効果を持つ鍼治療として世界中から注目されていました。多くの先生たちが、この技術を学びたい、自分の患者さんたちを救いたいと願い、国を超えて学びに来ていました。年

2～3回行われる山元病院での1週間セミナーは常にいっぱい。キャンセル待ちが続出するものであるにも関わらず、日本人参加者はゼロ。

海外で、これだけ有名で、そして高い技術をもつYNSAに、なぜ、本家本元である日本人の治療家たちは誰も興味を持たないのか。

外国の先生方が不思議に思うのは当然です。

私は、この質問を聞くたびに、日本人として、そして山元先生を心から尊敬し、愛する弟子として、悔しくて、悔しくてたまりませんでした。

「この素晴らしい技術を、日本のために広めたい」

この思いがピークに達した2009年、私はYNSAを広めるために東京に旅立ち、そして活動を開始しました。

そして現在（2018年）、2013年に立ち上げたYNSA学会は、会員数500人以上になり、年6回行われる技術指導のYNSAセミナーは、募集から数時間であっという間に定員いっぱいになるほどの盛況ぶりです。

私の外来も、有り難いことに常に予約でいっぱいで、新患に関しては数ヵ月お待たせしてしまうほどになりました。

また日本YNSA学会は海外からも注目されるようになり、技術セミナーに対して海外の先生から参加依頼が来るなど世界的にも認知されるようになっています。

「山元先生がお元気なうちに、YNSAを日本に広めたい」

この思いが、少しずつですが現実の形になって日本に広がっていること、このことを今はとてもうれしく思っています。

これからも、さらにＹＮＳＡが日本中に広まるように、そしていつの日か、すべての病院に、ＹＮＳＡの治療家がいて、西洋医学とＹＮＳＡが手を組み、患者さんのために最高の医療ができるように微力ですが頑張りたいと思います。

このような素晴らしい治療方法を開発し、そしてそのすべてを惜しげもなく私たちに教えてくださる山元敏勝先生、本当にありがとうございます。

また、ＹＮＳＡを日本に広めるきっかけとして、私の処女出版となった「ＹＮＳＡ山元式新頭鍼療法入門」の出版、そして今回の「医師・歯科医師・鍼灸師（医療従事者）のための山元式新頭鍼療法の実践」の出版機会を与えてくださった三和書籍の高橋考社長、未熟な文章を熱心に推敲して下さった山本さんにも心より感謝申し上げます。本当にありがとうございました。

【監修者紹介】

山元　敏勝（やまもと　としかつ）

受賞歴

1962年、バッハマン賞（ドイツ）。1995年、ポーランド学士院賞。1995年、セーリング賞（ドイツ）。1996年、アルバート・シュワイツ賞ほか。

資格

国際医師鍼治療学会会長（元）、ポーランド医科大学国際研究所名誉会員、イギリス医師鍼治療学会名誉会員、イタリア医師鍼治療学会名誉会員、ロシア医師鍼治療学会名誉会員、ハンガリー医師鍼治療学会名誉会員ほか。

【著者紹介】

加藤　直哉（かとう　なおや）

2000年　琉球大学医学部卒業
2006年　日本小児科学会専門医
2006年　日本東洋医学会漢方専門医（久留米大学名誉教授無敵剛介医師に師事）
2006年～2009年 山元病院にて山元式新頭鍼療法（以下YNSA）を創始者である山元敏勝医師から学ぶ
2009年より健康増進クリニック勤務
2013年YNSA学会副会長就任

所属団体・学会

山元式新頭鍼療法学会（副会長）　日本東洋医学会（漢方専門医）
日本小児科学会（専門医）　米国催眠士協会（認定セラピスト）
ケアワークモデル研究会　バイオレゾナンス医学会

学位

Ph.D in Social Sciences(Azteca University)
Ph.D in Social Sciences(Nicaragua University)
Ph.D in Philosophy(I.O.U)

冨田　祥史（とみた　よしふみ）

近畿大学卒業
神戸東洋医療学院卒業

所属学会・団体

YNSA学会　事務局長
関西中医鍼灸研究会
ケアワークモデル研究会
大阪府鍼灸マッサージ師会

医療法人の東洋医学部門の責任者を10年務めた後、実家の漢方薬局に康祐堂鍼灸院を開業。2009年加藤直哉先生のYNSAの指導を経て日本人鍼灸師として初めて山元敏勝先生の宮崎YNSAセミナーを修了。2013年YNSA学会事務局長就任。全国でYNSAセミナーの講師を務める。

医師・歯科医師・鍼灸師（医療従事者）のための

山元式新頭鍼療法の実践

2019 年　1 月 23 日　第 1 版第 1 刷発行
2021 年　1 月 30 日　第 1 版第 2 刷発行
2023 年　9 月 13 日　第 1 版第 3 刷発行

監修者　山　元　敏　勝
著　者　加　藤　直　哉

冨　田　祥　史

発行者　高　橋　　　考
発　行　三　和　書　籍

〒 112-0013　東京都文京区音羽 2-2-2
電話 03-5395-4630　FAX 03-5395-4632
sanwa@sanwa-co.com
http://www.sanwa-co.com/
印刷／製本　モリモト印刷株式会社

ISBN978-4-86251-325-0　C3047

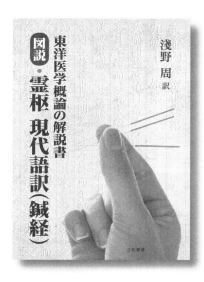

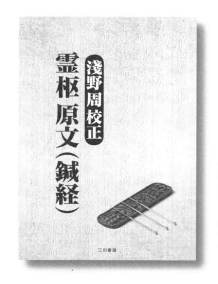

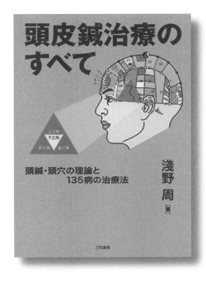

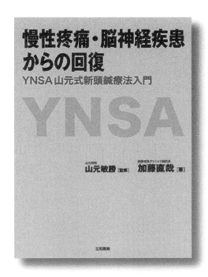

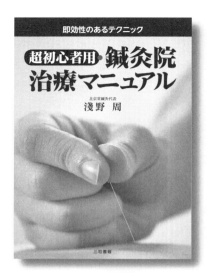

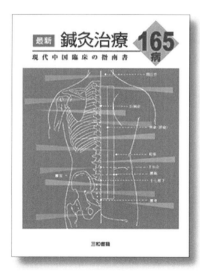

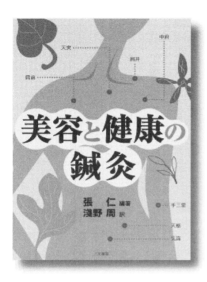

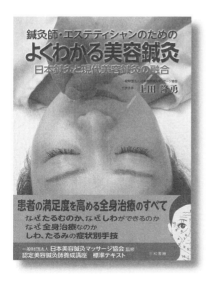

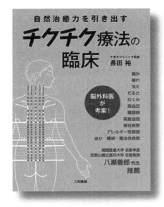

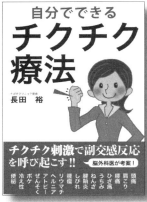

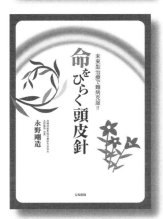